Wenn die Menschen Meinungen wechseln,
so entsteht nur gar zu oft ein blindes Spiel des Zufalls daraus,
aus dem Wunsch,
sich mitzuteilen,
entsteht die Sucht zu streiten,
und wir widersprechen oft,
statt zu bemühen,
die Worte des anderen zu verstehen.

Ludwig Tieck

Bettina Baltin
Bernhard Häring

Manual
für eine
Qualifizierte Entzugsbehandlung

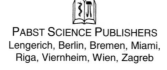

Pabst Science Publishers
Lengerich, Berlin, Bremen, Miami,
Riga, Viernheim, Wien, Zagreb

Bettina Baltin
geb. am 07.02.1967, Krankenschwester, arbeitet seit 1993 an der Medizinischen Hochschule Hannover, auf der Station für „Qualifizierte Entzugsbehandlung".
Seit 1995 ständige Vertretung der Leitung, Fachausbildung „Sozial-Psychiatrische Zusatzausbildung", ausgebildet als „Interne Prozessbegleiterin für dezentrale Qualitätssicherung", zurzeit in der Ausbildung zur Atemtherapeutin.
E-mail: Baltin.Bettina@MH-Hannover.de

Bernhard Häring
geb. am 12.03.1960, Krankenpfleger, arbeitet seit 1986 an der Medizinischen Hochschule Hannover, auf der Station für „Qualifizierte Entzugsbehandlung".
Seit 1987 Stationsleitung, Fachausbildung „Sozial-Psychiatrische Zusatzausbildung", Pflegefachkraft des mittleren Leitungsbereiches, ausgebildet als „Interner Prozessbegleiter für dezentrale Qualitätssicherung", Dozent für innerbetriebliche Suchtprävention, Alkohol- und Drogenabhängigkeit und „Lösungsorientierte Therapie" in der Suchtkrankenhilfe, Trainer für „Kontrolliertes Trinken".
E-mail: Haering.Bernhard@MH-Hannover.de

Bibliografische Information Der Deutschen Bibliothek
Die Deutsche Bibliothek verzeichnet diese Publikation in der Deutschen Nationalbibliografie; detaillierte bibliografische Daten sind im Internet über <http://dnb.ddb.de> abrufbar.

© 2003 Pabst Science Publishers, D-49525 Lengerich

Konvertierung: Claudia Döring
Druck: Digital Druck AG, D-96158 Frensdorf

ISBN 3-89967-028-0

INHALTSVERZEICHNIS

VORWORT

Sucht- und Abhängigkeitserkrankungen gehören auch im neuen Jahrtausend zu den großen gesundheitspolitischen und volkswirtschaftlichen Herausforderungen. Im vergangenen Jahrzehnt hat sich ein deutlicher Paradigmenwechsel im Verständnis und in der Therapie von Sucht- und Abhängigkeitserkrankungen vollzogen: die Behandlungsangebote sind niedrigschwellig und finden zunehmend häufig auch im ambulanten Rahmen statt. In vielen Therapieeinrichtungen werden differenzierte Behandlungsangebote vorgehalten. Im Akutbereich - insbesondere psychiatrischer Kliniken - werden sog. qualifizierte Entgiftungsbehandlungen durchgeführt.

Ein wesentliches Modul in der Behandlung (ambulant und stationär) alkoholabhängiger Patienten/innen der Abteilung Klinische Psychiatrie und Psychotherapie der Medizinischen Hochschule Hannover ist seit mehreren Jahren die lösungsorientierte Therapie und die motivierende Gesprächsführung. Im Vordergrund dieser Therapieansätze steht die ressourcenorientierte und weitestgehend „widerstandsfreie" Arbeit mit dem Patienten. Frau Baltin und Herrn Häring ist es gelungen, ihre Erkenntnisse aus jahrelanger praktischer Arbeit mit alkoholabhängigen Patienten/innen in dieses Buch einzubringen. Neben theoretischen Anteilen steht die praktische Vermittlung von Wissen über die lösungsorientierte Therapie und die motivierende Gesprächsführung dabei im Vordergrund.
Gerade bei den so genannten schwierigen Patienten konnten Frau Baltin und Herr Häring immer wieder herausragende therapeutische Erfolge erzielen. Dabei spielt die ressourcenorientierte Selbstbestimmung des Patienten eine entscheidende Rolle. Nicht der Therapeut, sondern der Patient/die Patientin bestimmt den Weg und letztlich das Ziel. Wünsche und Ziele des Patienten verdienen stärkere Berücksichtigung in der Therapie und sind nicht zu vernachlässigen.
Ich hoffe, dass dieses Buch zu weiteren Forschungsaktivitäten Anregungen gibt und den in der Suchttherapie Tätigen hilft Abhängigkeitserkrankungen besser zu verstehen. Ziel sollte sein, durch eine Ressourcen orientierte Therapie den Patienten/innen zu helfen.

Univ. Prof. Dr. U. Schneider

1. Einleitung

Warum ein Manual?

Das Manual ist ein Handbuch und ist als „Anleitung" für Kollegen gedacht, die mit abhängigen Patienten arbeiten.
Auf unserer Station begleiten wir die Patienten nicht nur auf der somatischen Ebene, wir begegnen ihnen auch therapeutisch, das heißt wir bemühen uns auch mit ihnen gemeinsam, die affektiven Bedingungen ihres Suchtverhaltens in Einzelgesprächen und in der Gruppenarbeit zu erkennen, um ihn zu einem Veränderungsprozess zu motivieren.
Durch die unterschiedlichen Erfahrungen des Teams in der therapeutischen Arbeit ist es bisher nicht immer gewährleistet, kontinuierlich Gruppen- bzw. Einzelarbeit zu leisten.
Da die Patienten in der Regel nur vierzehn Tage auf der Station sind, ist es wichtig, intensiv mit ihnen zu arbeiten um die Zeit angemessen zu nutzen.
Dieses Manual soll eine Handlungsanleitung sein, um einen annähernd gleichen Stand bei der Arbeit mit den Patienten zu erfahren.
Gleiche Erfahrungen, anhand gleichen Vorgehens, bedeutet gleiche Qualität.

Zunächst erfolgt eine kurze Beschreibung der Abhängigkeitserkrankungen, Therapiemöglichkeiten und Qualitätsmerkmale einer „Qualifizierten Entgiftung".
Im Hauptteil dieser Arbeit werden Arbeitstechniken der „Lösungsorientierten Therapie" nach *Insoo Kim Berg* und *Steve DeShazer* und „Motivierende Gesprächsführung" nach *W. R. Miller* und *S. Rollnick* beschrieben.
Zahlen und Fakten sollen einen kleinen Einblick in den Gebrauch von Suchtmitteln und deren volkswirtschaftlichen Schaden geben.
Darüber hinaus wird ein Einblick in das Konzept der Entgiftungsstation der MHH gegeben.
Im Anhang wird ein Gruppenmanual mit Beispielen zur Gruppenarbeit, einschließlich Arbeitsmaterial , vorgestellt.
Techniken für Einzelgespräche finden sich im Hauptteil.

In der Anlage des Manuals ist ein Fragebogen zur Qualitätsbeurteilung durch den Patienten. Die Ergebnisse werden monatlich ausgewertet und dienen uns zur Verlaufskontrolle unserer Arbeit.

Wir verstehen uns auf Station nicht so sehr als Therapeuten, sondern sehen uns in einer beratenden und begleitenden Tätigkeit. Neudeutsch wäre der Begriff Trainer nicht abwegig. „Qualifizierte Entgiftung" bedeutet in der Regel, am Anfang einer Behandlung in einem umfangreichen Behandlungssystem zu stehen. Sicherlich werden viele Patienten die Station verlassen, ohne weitere Hilfe in Anspruch zu nehmen. Eine nicht minder große Zahl wird unsere Dienste immer wieder benötigen. Dennoch ist das wesentliche Behandlungsziel nicht die Abstinenz oder die Beseitigung einer weiter formulierten Beschwerde, sondern viel mehr die Mobilisation von Ressourcen, die Motivation zur Absichtsbildung und Handlungsorientierung.

Die weitere Behandlung legen wir in die Hände der nachfolgenden Behandler, sofern der Patient sie wünscht und aufsucht. Insofern ist uns in aller Bescheidenheit der Begriff Berater/Trainer lieber und ergänzt sicherlich auch besser die von uns ansonsten geleisteten psychiatrischen Pflegedienstleistungen.

Auf unserer Station behandeln wir alkohol-, drogen- und medikamentenabhängige Menschen.
Das Konzept der Station sieht vor, dass wir maximal zwei Drogenabhängige gleichzeitig auf der Station entgiften.
Drogenabhängige unterscheiden sich in einigen wesentlichen Punkten von Alkoholabhängigen. Das gleiche gilt für Medikamentenabhängige. Da diese Patientengruppe bei uns in der Klinik eher marginal ist, wird sie hier nicht explizit beschrieben. Weitestgehend wird die Gruppe der Drogen- und Medikamentenabhängigen ähnlich behandelt wie Alkoholabhängige.

Die Arbeit wird im wesentlichen auf Alkoholkranke ausgerichtet sein.
Im Text wird die männliche Form verwendet, gemeint sind aber Frauen und Männer gleichermaßen.

2. WAS IST SUCHT?

ALLGEMEIN

Der Gebrauch von Alkohol hat in unserer heutigen Gesellschaft eine besondere Stellung. Er wird gleichzeitig als Nahrungs-, Genuss- und Suchtmittel konsumiert. Kaum ein weiteres Konsummittel wird von unserer heutigen Gesellschaft so konträr diskutiert. Die Meinungen reichen vom „Genuss-Highlight", positivem Lebensgefühl und kulturellem Ereignis, das uns die heutige Werbung suggeriert, bis zur Verteufelung des Alkohols oder den gesetzlichen oder religiösen Alkoholverboten (Prohibition).

Die Verhaltensweisen, die zum Umgang mit alkoholischen Getränken führen sowie die Verwendung und Problematisierung haben sich zusammen mit dem Menschen in den letzten Hunderten, ja sogar Tausenden von Jahren entwickelt. Im Laufe der Jahrhunderte wandelte sich mit dem Gebrauch des Alkohols gleichzeitig das Wissen über die medizinischen und soziokulturellen Auswirkungen. So ist heute die Erforschung und die Therapie des Alkoholismus fest etabliert. An die Stelle des stolz gepflegten Trinkens trat mit der Zeit die Erkenntnis des Alkoholismus als Krankheit und die Unterscheidung von normalem und pathologischem Trinken.

Auch heute noch herrscht weitgehend und unangefochten „König Alkohol" in Beruf und Freizeit. Trotz des medizinischen Wissen über Alkohol, trotz hoher volkswirtschaftlicher und persönlicher Schäden liegt unser heutiger Konsum - auch im geschichtlichen Vergleich - auf einem sehr hohen Niveau.

DEFINITION

Der alte Begriff Sucht ist auf das Wort „siech" = „krank" zurückzuführen.

Sucht meint somit zu einem Krankheit (z.B. Wassersucht, Gelbsucht), zum anderen auffälliges Verhalten (Habsucht, Eifersucht).

Aus psychiatrischer Sicht bezeichnet Sucht grundsätzlich pathologische Verhaltensweisen, die einer „süchtigen Fehlhaltung" entspringen.

1950 definierte die WHO den Begriff Sucht:
„Zustand periodischer oder chronischer Intoxikation, die für das Individuum und für die Gesellschaft schädlich ist und hervorgerufen wird durch den wiederholten Gebrauch einer natürlichen oder synthetischen Droge".

1968 hat die WHO beschlossen, den Begriff „Sucht" durch den Begriff „Abhängigkeit" zu ersetzen.

ABHÄNGIGKEIT

Abhängigkeit ist nach ICD-10 gekennzeichnet durch:
· den starken Wunsch oder eine Art Zwang, Alkohol zu konsumieren
· verminderte Kontrollfähigkeit hinsichtlich Beginn, Beendigung und
  Menge des Konsums
· körperliches Entzugssyndrom bei Beendigung oder Reduktion des
  Konsums
· Toleranznachweis
· fortschreitende Vernachlässigung anderer Interessen
· anhaltender Konsum trotz nachweislicher eindeutiger schädlicher
  Folgen

Abhängigkeit oder Sucht kann charakterisiert werden als dominierendes Verlangen oder zwanghaftes Bedürfnis und das Angewiesensein auf bestimmte Substanzen. Durch das Suchtverhalten bzw. Suchtmittel wird vorübergehend eine unbefriedigende oder unerträgliche Situation *scheinbar* gebessert. Durch die Konfrontation mit der Realität tritt die „Ernüchterung" ein, es entsteht ein „Circulus vitiosus" (Leiden, die sich gegenseitig verschlimmern), dessen Hauptelement das unbezwingbare Verlangen nach Suchtmitteln und der Kontrollverlust sind.

MISSBRAUCH

Führt zu körperlichen und/oder sozialen Schäden. Es gibt keine Zeichen der Abhängigkeit.
Nach ICD-10 spricht man vom schädlichen Gebrauch.
Ein Synonym für den Alkoholmissbrauch ist Alkoholabusus.

SUCHTMITTEL/DROGEN

Drogen sind Stoffe, die unmittelbar verändernd auf die Funktion des zentralen Nervensystems einwirken. Sie verändern die psychische Befindlichkeit, weshalb sie auch als psychotrope oder psychoaktive Substanzen bezeichnet werden. Somit umfasst der Begriff Droge sowohl bestimmte Arzneimittel als auch Alkohol und Rauschmittel.

Wissenschaft

In der *Wissenschaft* bezieht sich der Begriff „Droge" auf jede psychoaktive Substanz, insbesondere auf stimulierende, sedierende oder sonst auf das ZNS wirkende Stoffe. Drogen in diesem Sinne sind alle Stoffe, Mittel und Substanzen, die aufgrund ihrer Natur Strukturen oder Funktionen im lebenden Organismus verändern. Diese Veränderungen machen sich auf Sinnesempfindungen, Stimmungslagen, im Bewusstsein oder anderen psychischen Bereichen und Verhalten bemerkbar.

Alltagssprache

In der *Alltagssprache* sind Drogen die verbotenen Rausch- und Genussmittel (z.B.: Ecstasy, Kokain, Heroin).

Pharmazie

Die *Pharmazie* bezeichnet pflanzliche Grundstoffe für Arzneimittel und bereits zubereitete Medikamente als Drogen, unabhängig von psychoaktiver Wirkung und juristischer/moralischer Bewertung.

WHO

Die *WHO* definiert: „Jede Substanz, deren Einverleibung zur Reizung empfänglicher biologischer Substrate führt" - hier ist es schwer eine Grenze zwischen Drogen und Nahrungsmitteln bzw. Atmungsluft und dem Trinkwasser zu ziehen.

SUBSTANZENKLASSEN

Bei jeder folgenden Substanz kann (lt. WHO) Missbrauch auftreten:
· Alkohol
· Opiate (Heroin, Morphin)
· Cannabis (Haschisch, Marihuana)
· Sedativa/Hypnotika (Beruhigungs- u. Schlafmittel)
· Kokain
· andere Substanzen (anregende Mittel „Speed")
· Halluzinogene
· Tabak
· flüchtige Lösungsmittel
· sonstige psychotrope Substanzen

3. SYMPTOME UND FOLGESCHÄDEN

AKUTE ALKOHOLINTOXIKATION	wird auch als „einfacher" Rausch bezeichnet. Je nach Gewöhnung und Toleranzentwicklung können folgende Symptome auftreten: · gehobene Stimmung · Abbau von Ängsten und Hemmungen · Steigerung der Motorik und des Antriebs · Ermüdung, Gereiztheit, Dysphorie (Verstimmtheit) · Benommenheit und Koma · Dysarthrie (Störung der Lautbildung), Störungen der Aufmerksamkeit
KOMPLIZIERTER RAUSCH	wird auch als „pathologischer" Rausch oder „Dämmerzustand" bezeichnet. Der Komplizierte Rausch ist keine quantitative Steigerung des „einfachen" Rausches. Er tritt bei niedrigen Trinkmengen auf und ist relativ selten. Folgende Symptome treten auf: · kann bereits durch niedrige Trinkmengen ausgelöst werden · persönlichkeitsfremde Verhaltensstörungen · Aggressivität · Orientierungs- und Bewusstseinsstörungen · Angst und Gereiztheit · Amnesie
ENTZUGSSYNDROM, ABSETZSYNDROM	
Prädelir	Synonym dafür: Vegetatives Syndrom Die Symptome treten kurz nach dem Absetzen des Suchtmittels auf. Das Prädelier kann 3 - 7 Tage andauern. Folgende Symptome sind zu beobachten: · Tachykardie, Hypertonie · Brechreiz, Durchfälle · Schwitzen · Tremor, Dysarthrie · Unruhe, Ataxie · Schlafstörungen · generalisierte Krampfanfälle · Antriebssteigerung · Suggestibilität
Delirium tremens	Es sind die gleichen Symptome wie bei einem Prädelir zu beobachten, sie sind jedoch ausgeprägter. Hinzu kommen noch: · Orientierungsstörungen (zeitlich, örtlich, situativ) · Bewusstseinsminderung · optische Halluzinationen · Hyperthermie · oft geht ein Krampfanfall voraus

ALKOHOLHALLUZI-NOSE	Die Symptome sind ähnlich wie bei einem Delirium tremens. Vegetative Entzugssymptome und Orientierungsstörungen sind nicht vorhanden. Sie tritt unter Alkoholkonsum auf (kein Absetzsyndrom) und kann nach Absetzen des Alkohols fortbestehen. Der Verlauf ist chronisch. Die Alkoholhalluzinose kommt selten vor. · vorwiegend akustische Halluzinationen · vegetative Symptome fehlen
SUBSTANZVERLUST UND FUNKTIONSDEFIZITE DES NERVENSYSTEMS	
Wernicke-Enzephalopathie	tritt eher selten auf, ist dann aber akut behandlungsbedürftig. · hervorgerufen durch Thiaminmangel · Bewusstseinseintrübung · Pupillenstörungen · Augenmuskellähmungen · Nystagmen (Augenzittern) · Ataxie
Korsakow-Syndrom	beginnt mit Verwirrtheitszustand, häufig auch mit einer Wernicke-Enzephalopathie. Der Verlauf ist meist chronisch. Symptome sind: · Störungen des Alt- und Neugedächtnisses · Störungen der Konzentration · Störungen der Orientierung · Symptome einer Polyneuropathie
POLYNEUROPATHIE	tritt bei ca. 20-40 % der Abhängigen auf. Folgende Symptome treten auf: · Hypästhesie (verminderte Empfindlichkeit) in den Füßen · Hypalgesie (verminderte Schmerzempfindlichkeit) in den Füßen · Reflexabschwächung · Muskelatrophien · Störung der Oberflächen- und Tiefensensibilität · Tropische Veränderungen · Potenzstörungen · Schweißproduktion
WEITERE MEDIZINISCHE FOLGESCHÄDEN	
gastrointestinale Folgeschäden	am häufigsten treten auf: · Leberzirrhose · Fettleber · Hepatitis · akute und chronische Pankreatitis · Ösophagitis

internistische Folgeschäden	hier sind zu nennen: · Kardiomyopathien · Vitaminmangel (B_1, B_2, B_{12}) · Hypertonien · hormonelle Veränderungen
erhöhtes Krebsrisiko	besonders in folgenden Bereichen: · Mund · Kehlkopf · Speiseröhre · Leber
erhöhte Suizidgefahr	Die Suizidrate ist bei Alkoholabhängigen 10-20 % höher als bei Nichtabhängigen.
Lebenserwartung deutlich verringert	Die Lebenserwartung bei Alkoholabhängigen ist ca. 15% geringer als bei Nichtabhängigen.
SOZIALE FOLGESCHÄDEN	hier wären zu nennen: · Arbeitsplatzverlust · Scheidung · Verlust von Freunden und Bekannten · Schulden · Führerscheinverlust · eventuell Straftaten · Verlust von Freizeitmöglichkeiten

4. ZAHLEN UND FAKTEN

Der Verbrauch an alkoholischen Getränken ist in Deutschland in den letzten Jahren im Wesentlichen gleich geblieben. Der Pro-Kopf Verbrauch reinen Alkohols ist nach wie vor auf hohem Niveau und beträgt 10.6 l pro Jahr. Damit liegt Deutschland an der 5. Stelle im internationalen Vergleich, hinter Irland, Frankreich, Portugal und Luxemburg.
Die gesamten Alkoholsteuern belaufen sich in Deutschland auf jährlich 7627 Mio. €. Der Werbeaufwand liegt bei 554 Mio. €, und ist im letzten Jahr gesunken.

7.8 Mio. Menschen betreiben in Deutschland riskanten Konsum, davon betreiben 2,4 Mio. einen Missbrauch, 1,5 Mio. Menschen sind abhängigkeitskrank (400.000 - 500.000 Frauen).
Jährlich versterben 42.000 Menschen direkt an den Folgen des Trinkens.

Der volkswirtschaftliche Schaden wird auf 20,4 Mrd. € geschätzt. Den größten Schaden verursacht die Mortalität mit 7 Mrd. €.

Alkoholsteuern (in Mio. €)

	1998	1999
Biersteuer	849	846
Schaumweinsteuer	525	545
Branntweinsteuer	525	545
Gesamt	**3637**	**3624**

Werbeaufwendungen für alkoholische Getränke (in Mio. €)

	1998	1999
Bier	431	380
Spirituosen	123	110
Sekt	48	42
Wein	24	21
Gesamt	**627**	**534 (- 11%)**

(Quelle: Nielsen-Werbeforschung S+P, Hamburg)

Konsumenten, Missbraucher, Abhängige (in Mio.)

Altersgruppen	18-59 J.	18-69 J. (Hochrechnung)
riskanter Konsum, insgesamt	7,8 (16%)	9,3
davon missbräuchlicher Konsum	2,4 (5%)	2,7
davon abhängiger Konsum	1,5 (3%)	1,6

(Quelle: Alkoholkonsum und alkoholbezogene Störungen in Deutschland, Schriftenreihe des BMG. Band 128, Nomos-Verlag, 2000)

MEDIKAMENTE	6-8% aller verordneten Medikamente besitzen ein Missbrauchs- und Abhängigkeitspotential. $^1/_3$ der Medikamente wird nicht vor dem Hintergrund einer akuten Krise verordnet, sondern zur Aufrechterhaltung der Sucht und zur Vermeidung von Entzugsproblemen. 1999 wurden 1,58 Mrd. Arzneimittelpackungen mit einem Gesamtumsatz von ca. 27 Mrd. € veräußert. 36% der Arzneimittel wurden ohne Rezept im Sinne der Selbstmedikation erworben. In Deutschland gibt es 1,5 Mio. Abhängige (1 Mio. Frauen), davon 1,2 Mio. Abhängige von Benzodiazepinen.
ILLEGALE DROGEN	Wir zählen in Deutschland ca. 250.000 bis 300.000 Abhängige harter Drogen (48.000 – 60.000 Frauen). Hierzu zählen Heroin, andere Opiate, Kokain, Amphetamine und Ecstasy. Eine Untergruppe davon bilden etwa 100.000 bis 150.000 Abhängige, die mit hoher Intensität Drogen konsumieren oder einen hoch riskanten Konsum aufweisen. 2 Mio. Menschen konsumierten in den 12 Monaten des Erhebungszeitraumes Cannabis, 270.000 davon sind Dauerkonsumenten.

Rauschgiftdelikte (Verstöße gegen das BtmG)

1998	1999	
216.682	226.563	(+ 4,6%)

Direkte **Beschaffungskriminalität**

1998	1999	
3.286	2.991	(- 9,0%)

(Quelle: Polizeiliche Kriminalstatistik)

Polizeiliche Sicherstellungen

	1998	1999
Heroin in kg	686	796
Kokain in kg	1.133	1.979
Synthetische Drogen in kg	310	360
Ecstasy in Konsumeinheiten	419.329	1.470.507
Cannabisharz in kg	6.110	4.885
Cannabiskraut in kg	14.897	15.022

(Quelle: Falldatei Rauschgift)

Erstauffällige Konsumenten harter Drogen

1998	1999
20.943	20.573

(Quelle: Falldatei Rauschgift)

Zahl der **straftatverdächtigen Konsumenten** harter Drogen	
1998	**1999**
240.590	248.724
(Quelle: Falldatei Rauschgift) ·	

Anteil von Konsumenten harter Drogen an der Rauschgiftkriminalität	
1998	**1999**
35,2%	35,0%
(Quelle: Falldatei Rauschgift)	

MORTALITÄT

Nach polizeilichen Angaben (bei einer Obduktionsrate von unter 20%) verstarben 1999 bundesweit 1.812 Personen im Zusammenhang mit dem Missbrauch von Betäubungsmitteln.
Die 1998 angegebene Zahl der rauschgiftbedingten Todesfälle betrug 1.674.
(Quelle: DHS 2001)

EINRICHTUNGEN

In Deutschland gibt es 1390 Beratungsstellen, 369 ambulante Behandlungsstellen, 171 Substitutionsbehandlungsstellen. 395 Einrichtungen sind niedrigschwellige Einrichtungen für Aufenthalt und Hygieneangebot. Es gibt 14.550 vollstationäre Behandlungsplätze, davon 4.930 für Drogenabhängige. Es gibt ca. 200 Einrichtungen, die eine Entzugsbehandlung mit Motivationsanteilen (qualifizierter Entzug) durchführen, das sind ca. 6200 Plätze, davon 1520 für Drogenabhängige.
259 Einrichtungen halten 3930 Plätze für betreutes Wohnen bereit, davon 1970 für Drogenabhängige. Für chronisch Mehrfachkranke gibt es in 253 Einrichtungen 6450 Plätze. Darüber hinaus gibt es 450 Tages- und Nachtklinikplätze. 1450 Plätze zur beruflichen Qualifikation gibt es in 91 Einrichtungen. 8000 Selbsthilfegruppen der unterschiedlichen Träger bieten 147.000 Menschen die Möglichkeit der Betreuung.
(Quelle: DHS 2001)

THERAPIECHANCEN

Die Effektivität von Alkohol- und Drogentherapie wurde mehrfach untersucht und in Meta-Analysen zusammengefasst. *Sonntag* und *Künzel* haben in ihrer Studie bestätigt, dass Behandlung von Alkoholabhängigen effektiver ist als keine Behandlung. Die Rate der durchgängigen Abstinenz liegt nach 1 Jahr bei 53%. Feuerlein nannte in seiner Studie eine deutlich geringere Quote von 23%. In der Schweiz lag die Zahl bei einer siebenjährigen follow-up Untersuchung bei nur 12% (durchgehende Abstinenz) und einer Besserungsrate von 25%.
Die Meta-Analyse von *Sonntag* und *Künzel* deutet darauf hin, dass der Erfolg der Alkoholtherapien über der Ein-Drittel-Quote vom Emrick liegt und die Meta-Analyse von *Süß* bestätigt. Vergleicht man die Alkoholtherapie mit der Drogentherapie, ist die Alkoholtherapie deutlich überlegen. Nach der MEAT-Studie (Münchner Evaluation der Alkoholismustherapie, *Küfner* und *Feuerlein* 1998; *Küfner, Feuerlein* und *Huber*, 1988) sind nach 18 Monaten 53% und nach vier Jahren 46% bei einer Ausgangsstichprobe von 1410 Patienten abstinent. Die Drogentherapie zeigt uns weniger günstige Besserungsraten.

60- 80% der Patienten, die eine Therapie regulär beenden, verbessern sich. Es sind aber nur 20 - 30%, die eine Therapie regulär beenden, der Anteil der Abbrecher ist mit 70% sehr hoch (*Küfner*, 2000, p 181).

5. ENTZUGSBEHANDLUNG

Die Entgiftung ist neben dem Kontakt mit einer Beratungsstelle für viele Abhängige der erste Kontakt mit dem Hilfesystem. Sie ist oft Voraussetzung, um in einer abstinentsorientierten Behandlung Fuß zu fassen. Unter dem Begriff „Entgiftung" oder „Entzugsbehandlung" verstehen wir die Gesamtheit der Maßnahmen, die zur Beseitigung der toxischen Substanzen aus dem Körper erforderlich sind. Die fraktionierte Reduktion der Medikamente, der Einsatz von sedierenden Medikamenten und die Unterstützung mit ergänzenden Maßnahmen (Akupunktur) ist zur Vermeidung einer prädeliranten bzw. deliranten Symptomatik oder zu deren Behandlung nötig.

Oft wird die Entgiftung durch einen internistischen, chirurgischen oder neurologischen Notfall initiiert und findet in Allgemeinkrankenhäusern statt. Neben dieser Einrichtung entgiften Psychiatrische Fachkrankenhäuser. Die Behandlung in einem Fachkrankenhaus ist wünschenswert, leider aber nicht die Regel. Hier wird die klassische Entgiftung ersetzt durch die „Qualifizierte Entzugsbehandlung". Über die medizinische Maßnahme hinaus wird eine psychotherapeutische und psychosoziale Behandlung durchgeführt. Die Entgiftungsdauer schwankt zwischen 14 und 21 Tagen. Neben der stationären Entgiftung wird zunehmend die ambulante Entgiftung angeboten. Sie stellt für Problemtrinker, die keine großen Entzugserscheinungen zu erwarten haben und soziale Probleme nicht ihr eigen nennen, eine sinnvolle Alternative dar.

Die ambulante Entgiftung wird medikamentös begleitet. Täglich sind 2 - 3 Kontakte durch geschultes Personal (Ärzte, Fachkrankenpflege) erforderlich. Die Entgiftung ist in der Regel nach 7 Tagen beendet. Die stationäre Entgiftung ist bei Patienten mit zu erwartenden Entzugsrisiken (Krampfanfall, schweres Prädelir, Delirium tremens) unabwendbar notwendig. Für Patienten mit psychiatrischen oder internistischen Zusatzdiagnosen (Depressionen, Ängste, Belastungsreaktionen, Korsakowsyndrom, Wernicke Enzephalopathie, Polyneuropathie, Pankreatitis, Lebererkrankungen usw.) stellt die stationäre Entgiftung im Fachkrankenhaus die einzige Möglichkeit dar. Das Gleiche gilt für Patienten mit sozialen Problemen (Arbeitsplatzverlust, Schulden, Wohnungsproblemen, schweren Konflikten in Familie und Partnerschaft).

Die „Qualifizierte Entzugsbehandlung" wendet sich sowohl an die eben beschriebene Zielgruppe als auch an die Problemtrinker, die nicht ambulant entgiften wollen/können oder wo der Versuch der ambulanten Entgiftung gescheitert ist.

Die Behandlung von schwer depressiv Erkrankten, manisch Erkrankten, schweren Persönlichkeitsstörungen oder Patienten mit Erkrankungen aus dem schizophrenen Formenkreis sind auf einer Station zur „Qualifizierten Entgiftung" weniger sinnvoll aufgehoben. Dort ist eine allgemeinpsychiatrische Station mit ihrem therapeutischen Setting eine bessere Alternative.

QUALIFIZIERTE ENTZUGSBEHANDLUNG	Die Diskussion über die „Qualifizierte Entgiftung" ist nicht ganz neu. In der Behandlung Drogenabhängiger hat man schon viel früher versucht die Entgiftung mit motivierender Begleitung zu verbinden. Man hat versucht schwer erreichbare Subgruppen zu erreichen und hat das Angebot ausdifferenziert. Erst Ende der 90er Jahre begann die Diskussion über das Angebot für Alkoholabhängige. Es sind unterschiedliche Konzepte entwickelt worden. Die Verknüpfung von körperlicher Entgiftung, medizinischer Grundversorgung, sozialtherapeutischer Begleitung und motivierender therapeutischer Intervention setzten sich aber offenbar durch.
MERKMALE DER QUALIFIZIERTEN ENTZUGSBEHANDLUNG	Wesentliches Merkmal der „Qualifizierten Entzugsbehandlung" ist neben der somatischen Therapie die qualifizierte psychiatrische psychosoziale Begleitung, die therapeutisch-beratende Intervention (Gesundheitsberatung) und der Versuch, die unterschiedlichsten Einrichtungen des Hilfesystems zu verknüpfen. Die Patienten werden möglichst individuell behandelt. Nicht das Abstinenzparadigma bestimmt die Behandlungsaufnahme und den Verlauf; Probleme, Ressourcen und Ziele der Patienten bestimmen die Beratung. Das Beziehungsangebot, der Kontakt zum Hilfesystem und die Bereitschaft zur langfristigen Begleitung nach immer wieder auftretenden Rückfällen zeichnen die „Qualifizierte Entzugsbehandlung" aus.
SITUATION IN HANNOVER	Die Stadt Hannover und die Region Hannover sind aufgeteilt in vier Sektoren. Jede Psychiatrische Klinik hat für ihren Sektor eine Pflichtversorgung für psychisch Kranke, das schließt die Versorgung Abhängiger mit ein. Neben den Psychiatrischen Kliniken entgiften zahlreiche Allgemeinkrankenhäuser die alkoholabhängigen Patienten. Die Versorgung des ambulanten Bereichs wird durch zahlreiche Beratungs- und Behandlungsstellen gesichert. Eine Psychiatrische Klinik legt ihren Schwerpunkt in die Versorgung Drogenabhängiger und betreibt eine Tagesklinik für Abhängige.
ENTZUGSBEHANDLUNG IN DER MEDIZINISCHEN HOCHSCHULE	Die Psychiatrische Klinik der Medizinischen Hochschule Hannover versorgt einen Sektor der Stadt Hannover mit 140000 Einwohner. 12 Plätze stehen der Station für die Versorgung zur Verfügung. Die Station arbeitet eng mit der Abhängigen Ambulanz der Psychiatrischen Poliklinik zusammen, kooperiert mit regionalen und überregionalen Komplementäreinrichtungen. Die Entzugsbehandlung ist integriert in die Maximalversorgung einer Universitätsklinik.
	Die Station verfügt über 12 Betten in Einzel- und Mehrbettzimmern mit angeschlossenen Waschräumen, einem großen Gemeinschaftsraum mit Küche und einem Raucherraum. 10 Betten stehen der Versorgung alkoholkranker Patienten zur Verfügung, 2 Betten werden mit drogenabhängigen Patienten belegt.
	13 Kollegen arbeiten als multiprofessionelles Team zusammen (Fachkrankenpflegekräfte, Ärzte, Fachärzte, Ergotherapeut, Diplom-Sozialarbeiter).
	Die Patienten werden nach einem medizinischen Standard pharmakologisch entgiftet. Auf Wunsch der Patienten wird eine

Akupunkturbehandlung ergänzend eingesetzt. Die Behandlung wird nach dem internationalen Standard der NADA (National Acupuncture Detoxification Association) durchgeführt.

Die Patienten finden über die Abhängigen-Ambulanz (ABAM) und über die Notaufnahme Zugang auf unsere Station. Eine Aufnahme über die Notaufnahme kommt dann zustande, wenn der diensthabende Psychiater eine entsprechende Notfallindikation stellt.

In der ABAM werden Aufnahmeindikation und besondere Umstände im voraus abgeklärt, außerdem wird der Patient ausführlich über die Entgiftungsbehandlung informiert.

In bestimmten Fällen hat sich eine niedrigschwellige und unbürokratische Aufnahme, auch ohne Notfallindikation, als sinnvoll erwiesen. Das trifft z.B. auf Patienten zu, die einen Rückfall erlitten haben oder unmittelbar vor einem solchen stehen und bei denen eine schnelle Krisenintervention sinnvoll erscheint.

Die Motive, die zu einer Entgiftungsbehandlung führen, sind recht unterschiedlich. Wünschenswert ist es, wenn der Patient aus eigenem Antrieb die Entgiftung anstrebt. Oft aber ist der Aufnahmewunsch fremdbestimmt, wie etwa bei dringendem Anraten durch den Hausarzt, Druck durch Angehörige, drohendem Verlust des Arbeitsplatzes oder gerichtliche Auflagen.

Der Grad der Motivation bestimmt nicht die Aufnahme, sondern ist vielmehr Gegenstand der therapeutischen Auseinandersetzung. Welche Motivation auch immer im Vordergrund steht, sie wird therapeutisch angemessen gewürdigt.

Indikationen	· Alkohol-, Drogen- und Medikamentenabhängigkeit · Patienten mit kritischem Konsum, auch im Sinne einer Frühintervention, sofern ambulante Maßnahmen nicht ausreichen · rückfallgefährdete Patienten, die im ambulanten Behandlungssetting nicht mehr zurechtkommen
Kontraindikation	· Patienten mit schweren organischen Begleiterkrankungen · schwer intoxikierte Patienten · Patienten mit psychiatrischen Erkrankungen (schwer depressiv Erkrankte, manisch Erkrankte, schwere Persönlichkeitsstörungen oder Patienten mit Erkrankungen aus dem schizophrenen Formenkreis)
Zusammenarbeit mit der ABAM	Mit der Abhängigen-Ambulanz (ABAM) besteht eine sehr enge Zusammenarbeit. Es finden wie erwähnt nicht nur viele Patienten den Weg über die ABAM zu uns, auch die weitere therapeutische Nachbehandlung (Einzel- und Gruppentherapie, Frauengruppe und Lösungsorientierte Einzeltherapie) wird durch die Mitarbeiter der ABAM geleistet. Ein Teil der Mitarbeiter der Station übernehmen therapeutische Aufgaben in der ABAM.
Behandlungsansatz	Die Station arbeitet nach dem „Lösungsorientierten Ansatz" nach *Insoo Kim Berg*, *Scott Miller*, *Norman Reuss* und *Steve DeShazer* und nach dem Konzept von *William R. Miller* und *Stephen Rollnick*, „Motivierende Gesprächsführung". Die wesentlichen Merkmale der Therapieformen werden in anderen Abschnitten erläutert.

Die Patientengruppe besteht aus 12 Männer und Frauen. Sofern die Patienten in der Lage sind, versorgen sie sich selber, essen gemeinsam im Gemeinschaftsraum und sind für ihre Räume mitverantwortlich. Sie organisieren ihren Alltag im Rahmen der Stationsregeln selbständig. Besuch, Verlassen der Station und Telefonieren ist neben den Essenszeiten und Therapiezeiten geregelt.

Integrierte Drogenbehandlung

Die Versorgung der Drogenabhängigen in unserer Klinik ist marginal, wir können davon ausgehen, dass wir die Pflichtversorgung nicht gewährleisten können. Die wenigen Drogenabhängigen, die wir behandeln, sind in die Station integriert. Es werden 2 Betten zur Verfügung gestellt. Mit einem höheren Anteil müsste das Konzept umgestellt werden, da eine Integration so nicht möglich wäre. In dem begrenzten Umfang stellt die gemeinsame Behandlung kein Problem dar. Die Regeln für Drogenabhängige unterscheiden sich nicht von denen der Alkoholkranken mit dem Unterschied, dass die Alkoholabhängigen oft früh an dem therapeutischen Angebot teilnehmen, den Drogenabhängigen eine Teilnahme bis zum 5. Tag freigestellt wird.

Behandlungsziele

Neben der körperlichen Entgiftung, einer umfassenden Diagnostik (allgemeine, körperliche Untersuchung, ärztliches Gespräch inkl. psychiatrische Diagnostik, Erhebung der Suchtanamnese, der Sozial- und Pflegeanamnese, Labordiagnostik, Thoraxröntgen, EKG, EEG, Sonographie, je nach Zustand des Patienten weitere Diagnostik) und ärztlicher Behandlung stehen die Motivation, die Ziel- und Lösungsorientierung im Vordergrund. Mit den unten beschriebenen Methoden versuchen wir die Patienten zu informieren, sie an das Hilfesystem heranzuführen, Kontakte zu knüpfen, soziale Probleme zu lösen, Behandlungs- und/oder Lebensziele neu zu formulieren, auf ihre Durchführbarkeit zu prüfen und Lösungsstrategien, zumindest im Ansatz, anzudenken.

Das sehr unterschiedliche Klientel, die mehr oder weniger vorhandenen Ressourcen, stellen hohe Anforderungen an die Flexibilität des Systems und der Therapeuten.

Behandlungsdauer

Die Behandlungsdauer beträgt bei Alkoholkranken 14, bei Drogen- und Medikamentenabhängigen 21 Tage.

Behandlungsverlauf

Nach Aufnahme auf die Station erfolgt die Diagnostik durch den Arzt, die Erhebung der Anamnese und der Beginn der körperlichen Entgiftung.

Folgende therapeutische Maßnahmen werden von dem Team in einer Behandlungszeit von 14 Tagen geleistet:
· 2 Informationsgruppen (Krankenpflege)
· 4 Gesprächsgruppen (Krankenpflege)
· 1-3 Einzelgespräche (Krankenpflege)
· 2 Sozialarbeiterrunden (Sozialarbeiter)
· 2 Bewegungs-/Entspannungsgruppen (Krankengymnastik)
· 5 Ergotherapiegruppen, einschließlich Backen (Ergotherapeut)
· 4 Kaffeerunden (Krankenpflege/Ärzte)
· 2 Arztsprechstunden (Stationsärzte und Oberarzt)

Es werden täglich, außer sonntags, Morgenrunden (Gruppenvisiten) durchgeführt.

Die Maßnahmen der Sozialarbeiter, des Ergotherapeuten und der Ärzte sind nicht manualisiert. Die Anzahl der oben beschriebenen Kontakte ist aber gewährleistet.

Therapeutische Begleitung

Wesentliches Merkmal des „Qualifizierten Entzuges" ist die therapeutische und psychosoziale Begleitung und die Gesundheitsberatung. Neben der Detoxikation steht die Problemlösung bzw. die Konstruktion von Lösungen im Vordergrund. Die Beschwerde (das Problem), die Risiken, in denen der Patient lebt, die Ausnahmen vom Problem, die Muster der Ausnahmen, die Ressourcen des Patienten, sowie seine Ziele und Möglichkeiten werden fokussiert.

Ein großer Teil der psychosozialen Gesundheitsberatung wird in den Gruppengesprächen geleistet. Neben der Entwicklung einer positiven, therapeutischen Beziehung steht die Erarbeitung individueller Ziele und Strategien im Vordergrund. In den Gruppen informieren wir über Art und Umfang der Erkrankung, entwickeln Konzepte zur Rückfallprophylaxe und stellen das Hilfesystem vor. Es ist zu vermuten, dass eine wohlwollende, kooperative Haltung des Behandlungs- und Beraterteams wahrscheinlich wichtiger ist als eine hoch ausdifferenzierte Interventionstechnik.

Schwerpunkte der therapeutischen Begleitung

· Erarbeiten individueller Lösungswege
· Rückfallprophylaxe
· Anticravingbehandlung
· Vorbereitung der weiterführenden ambulanten Behandlung z.B.:
  Ambulanzgruppen, offene Kaffeerunde der Station
· Vorbereitung einer Langzeittherapie
· Einbeziehung der Angehörigen
· Kontakt zu Selbsthilfegruppen
· Kontakt zu Übergangseinrichtungen
· Kontakt zu komplementären Hilfesystemen z.B.: Familienpflege,
  Schuldnerberatung
· Vorbereitung auf psychotherapeutische Interventionen
· Einleitung weiterführender Betreuung z.B.: Tagespflege
  sozialpsychiatrische Betreuung, Heime

Gruppenangebot der Station

Morgenrunde

Dauer 30 Min.
Die Morgenrunde ist der Einstieg in den therapeutischen Tagesablauf und wesentliches organisatorisches Instrument. Es nehmen möglichst alle Patienten und Mitarbeiter der Station teil. Hier können Alltagsfragen, Gruppenaktivitäten und Konflikte (Störungen im Gruppenleben) besprochen und geklärt werden.

Gesprächsgruppen

Dauer 90 Min.
Das Gruppenkonzept bezieht sich auf den „Lösungsorientierten Ansatz" und die „Motivierende Gesprächsführung". Die Technik ist im theoretischen Teil des Manuals erklärt, die Gruppen selbst sind am Ende der Arbeit zu finden.

Informationsgruppe	Dauer 90 Min. Information ist ein wesentlicher Bestandteil der Behandlung. Hier können sie sich über ihre „Krankheit" informieren. Die wirtschaftlichen und persönlichen Konsequenzen können näher betrachtet werden. Das medizinisch-soziale Hilfesystem (ambulante und stationäre Behandlung, Beratung, wirtschaftliche Unterstützung, medikamentöse Therapie usw.) wird umfassend erklärt. Die Methoden in der Gruppe wechseln (Gespräche, Metaplan, Film).
Sozialarbeiter/ Sozialarbeiterrunde	Im Kontakt zu den Sozialarbeitern besteht noch einmal, neben den oben aufgeführten Gruppen und Einzelgesprächen, die Möglichkeit der konkreten Einleitung einer nachfolgenden Langzeitbehandlung. Es werden Therapiealternativen diskutiert und ggf. komplementäre Einrichtungen vorgestellt. Die Sozialarbeiter unterstützen den Patienten bei Anträgen und Belangen bei Behörden, beraten bei rechtlichen und finanziellen Problemen. Der Aufwand an sozialarbeiterischer Leistung steigt zunehmend vor dem Hintergrund schlechter werdender ökonomischen Bedingungen. Die Probleme der Patienten werden über die Gruppe hinaus in Einzelgesprächen bei Bedarf erörtert.
Ergotherapie	Dauer 90 Min. Die Ergotherapie ist hilfreich für das Erarbeiten von Lösungen, da sie durch den Einsatz von handwerklichen und gestalterischen Materialien, Methoden und Themen von einer Verbalisierung zur Visualisierung führt. In der Aktionsphase entstehen Überlegungen, Gedanken und kreative Wendungen. Die vorhandenen Kompetenzen im Umgang mit den eigenen Ressourcen werden wieder entdeckt und/oder zu einer Basis zukünftigen Handelns ausgebaut.
Bewegungs- und Entspannungsgruppe	Dauer 90 Min. Während der Entgiftung werden Orientierungsprobleme, starke Koordinationsschwächen und geringe Belastbarkeit besonders deutlich. Das Körperbewusstsein und das Wahrnehmen des eigenen Körpers sind durch jahrelangen Suchtmittelkonsum stark gestört oder ganz abhanden gekommen. Einmal wöchentlich findet im Rahmen der Bewegungstherapie ein neunzigminütiges Programm statt. Allgemeine Zielsetzungen sind dabei zunächst die Verbesserung der Gesamtbefindlichkeit, die Förderung der Leistungsfähigkeit und die Durchführung gesundheitsfördernder Maßnahmen.
Offene Kaffeerunde	Die Kaffeerunde ist Ort des Austausches zwischen unseren stationären und ehemaligen Patienten der Station. Die Kaffeerunde ist Teil des Nachsorgekonzeptes und im Anschluss an die Entgiftungsbehandlung ein nahe liegendes Hilfesystem.
Info-Gruppe in der ABAM	Die Patienten der Station können während ihres Aufenthaltes bereits Kontakt mit der „Info-Gruppe" der Abhängigen-Ambulanz (ABAM) aufnehmen. Sie ist der Einstieg in die ambulante Weiterbehandlung durch die ABAM. Ihr kann die „Offene Gruppe" folgen. Im Anschluss an die „Offene Gruppe" ist eine Aufnahme in eine „Feste Gruppe" möglich. Darüber hinaus bietet die ABAM Einzelgespräche an.

Frauengruppe	Für die Frauen der Station besteht die Möglichkeit der Teilnahme an der ambulanten Frauengruppe. Die Frauengruppe ist im Anschluss an die Entgiftung für viele Frauen wesentlicher Bestandteil der ambulanten Behandlung.
Selbsthilfegruppen	Die Selbsthilfegruppen sind eine entscheidende Nachsorgemöglichkeit. Untersuchungen belegen, dass eine kontinuierliche Teilnahme an einer solchen Gruppe die Wahrscheinlichkeit einer Abstinenz entscheidend beeinflusst. Leider gehen nur sehr wenige Patienten in eine solche Gruppe. Aus diesem Grund fordern wir unsere Patienten auf, während ihres Aufenthaltes auf Station, verschiedene Selbsthilfegruppen aufzusuchen, um sich nach persönlicher Neigung oder örtlichen Gegebenheiten zu orientieren und erste Kontakte zu knüpfen. Der Besuch ist freigestellt.
Ärztliche Sprechstunde/Visite	Abhängige haben eine hohe Erwartung an die ärztliche Information und Versorgung. Alle Suchtkranken leiden unter Sekundärerkrankungen und fürchten die ernsthafte Beeinträchtigung ihrer Lebensqualität durch den Substanzmissbrauch. Die Würdigung der Symptome, des Leids und der Sorgen hat umso mehr Bedeutung, wenn man sich vor Augen führt, dass für einen Großteil der Patienten die anschließende, hausärztliche Behandlung die einzige Nachsorge bleibt. Die Visite hat den Charakter einer ärztlichen Sprechstunde. Im vertraulichen Gespräch mit dem Patienten werden die aktuellen Probleme erörtert.
Gemeindenahe Versorgung	Die Station ist integriert ist das Versorgungssystem der Stadt. Es gibt zahlreiche Kontakte zu ambulanten und stationären Einrichtungen. Ein Netzwerk der Suchthilfeeinrichtungen in Hannover gibt es leider nicht. Hier wäre eine Bündelung der Ressourcen sinnvoll, um sicherlich vorhandene Versorgungslücken zu schließen.
Personelle Ausstattung	9.25 Krankenpflege-Planstellen, die sich zurzeit folgendermaßen aufteilen: · 6 Krankenpflegekräfte (Vollzeit), davon 4 Kollegen mit Sozialpsychiatrischer Zusatzausbildung (SPZA) und zwei Kollegen mit Zusatzausbildung in der Qualitätssicherung (IPB) und Leitungsausbildung (PML) · 5 Krankenpflegekräfte (Teilzeit) davon 1 Kollegin mit SPZA · 3 Arztstellen · ½ Stelle für Ergotherapie · ½ Stelle für Sozialarbeit zeitweise/nicht durchgehend: · Zivildienstleistender · Krankenpflegeschüler/innen · Sozialarbeiterpraktikanten und · Doktoranden, Famulanten

6. KONFRONTATIVE THERAPIE

Die Arbeit mit Abhängigen war in der Vergangenheit klassisch konfrontativ. Zum Therapiekonzept bei Alkoholismus gehörte eine ausgeprägte Konfrontationshaltung des Personals, die sich über die Gruppengespräche hinaus auf diese alltäglichen Umgangsformen erstreckte und eine strenge und schuldzuweisende Atmosphäre schuf. Verstöße gegen die Stationsordnung wurden weniger hinterfragt, sondern als Desinteresse an der Therapie bzw. Ignoranz des Suchtproblems interpretiert und mit disziplinarischen Maßnahmen bis zur Entlassung belegt. Es bestand, was die Freizeitgestaltung anging, ein ausgeprägter Gruppenzwang, z.B. durfte die Klientengruppe nur gemeinsam fernsehen, etc. Dieses Konzept war auf eine stetige Konfrontation des Patienten mit seinem Suchtproblem, seinen Defiziten und deren Folgen ausgelegt. Eine ständige Kontrolle durch die Patientengruppe hielt die strenge Atmosphäre auch dann aufrecht, wenn die Therapeuten nicht zu gegen waren. Die primär konfrontative Therapie stellte hohe Ansprüche an den Patienten. Die Ansprüche mussten auch schon vor der Therapie erbracht werden und führten nicht selten zur Überforderung. So mussten Patienten vor Stationsaufnahme schon abstinent sein und eine vorübergehende „Symptomfreiheit" unter Beweis stellen. Die Einsicht alkoholkrank zu sein und in Zukunft abstinent leben zu wollen war Voraussetzung, um Hilfe in Anspruch nehmen zu dürfen. Dies bewirkte eine geringere Aufnahme- und höhere Abbrecherquote und schloss damit den sicherlich größeren Teil des behandlungsbedürftigen Klientels aus. Die konfrontative Haltung des Personals lief Gefahr zum Selbstzweck zu werden. Die Distanz zum Patienten, die fehlende, konzeptionell gewollte tragfähige Beziehung zum Patienten, schuf eine sichere Distanz, machte den Therapeuten unberührbar und stattete ihn mit Macht aus. Die Patienten empfanden den Umgangston als entwertend. Das therapeutische Ziel, sich als alkoholkrank anzunehmen und neue Wege zu gehen, wurde dadurch oft nicht erreicht.

Im Vordergrund stand die Beschreibung des Patienten, seine Probleme, die Defizite seiner Persönlichkeit, die Genese derselben. Das Ziel wurde von den Therapeuten gesteckt und war immer verknüpft mit der absoluten Abstinenz. Die Motivation wurde nicht sonderlich differenziert betrachtet (motiviert, nicht motiviert, sekundär motiviert). Der Grad der Motivation, deren Beurteilung mehr oder weniger Ergebnis der Übertragung und Gegenübertragung war, bestimmte den Grad der Konfrontation. Unter dem therapeutischen Druck, der in der Gruppe ausgeübt wurde, und durch die Dynamik in der Gruppe, versprach man sich Erkenntnis und Veränderung.

Die Rückfälle, die stets angespannte Atmosphäre auf der Station, die oft unangenehme Härte der Auseinandersetzung, das vermeintliche Versagen der Patienten und letztlich die hohe therapeutische Gesprächsanforderung, machten das Leben der Kollegen schwer. Die Therapeuten waren schnell ausgebrannt. Das zeigt sich nicht zwangsläufig an einer hohen Fluktuation, sondern viel mehr an fehlender therapeutischen Kreativität.

Das galt aber nicht nur für die „Fachstationen" Psychiatrischer Krankenhäuser. Auch anderen Ortes war und ist der Fokus oft nicht der Patient, sondern die Probleme, die er in der Klinik, in dem System, verursachte.

So wundert es nicht, dass der abhängige Patient in den Krankenhäusern, einschließlich den Psychiatrischen Kliniken, nicht sehr geschätzt war.

KRUSE, KÖRKEL UND SCHMALZ

Kruse, Körkel und Schmalz sprechen von dem ungeliebten Patienten und schreiben: „Die psychiatrischen Versorgungskliniken verzeichnen mehr als ein Drittel ihrer Aufnahmen unter den Alkoholabhängigen. Durch kurze Verweildauer und wiederholte Aufnahme, unter teilweisen unerfreulichen Umständen, erlangen die Suchtkranken zusätzlich Gewicht, zum einen durch tatsächliche berufliche, zum anderen durch emotionale Inanspruchnahme. Letztere reicht von Überfürsorglichkeit über Ärger und Wut bis zu Resignation und findet ihre Entsprechung auf Seiten der Patienten. Die Arbeit auf den Alkoholstationen erfreut sich dementsprechend keiner großen Beliebtheit, und wenn man sich trotzdem den Patienten widmen muss, dann will man sich keinesfalls vorführen lassen, sondern jederzeit das Heft in der Hand behalten."
(*Kruse, Körkel und Schmalz*, 2000, p 270)

JACOBS

Jacobs schreibt: „Mitarbeiter psychiatrischer Institutionen stimmen darin überein, dass Alkoholiker mehr Probleme machen als andere Klienten, dass sie meistens nicht gut auf Suchtberatung ansprechen, und dass sie ihr Trinkverhalten wahrscheinlich nicht ändern werden."
Weiter beschreibt *Jacobs*, dass ausbleibende Veränderung mit mangelnder Motivation und Kooperationsbereitschaft zu tun hat. Vor dem Hintergrund entsteht eine therapeutische Haltung, die Lösungen geradezu ausschließt. (*Jacobs*, 1988)

MILLER UND ROLLNICK

Miller und Rollnick wie folgt: Abhängigen mangelt es häufig an Selbstwertgefühl. Sie leiden an Schuldgefühlen, welche sie häufig auf andere projizieren, Abwehrmechanismen wie Verleugnung, Rationalisierung, Regression sind stark ausgeprägt.
Diese Abwehrmechanismen wurden als Motivationsmangel ausgelegt, der Patient sei nicht bereit, an seinem Problem wirklich etwas zu verändern.
Erst wenn der Patient kapitulierte, war er bereit für Veränderung und „therapieeinsichtig". Es galt die Hypothese, erst wenn der Patient „am Boden ist", ist er bereit, sich auf die Therapie einzulassen.
Dies war ein circulus vitiosus:
Er kommt mit seinen Widerständen zur Therapie - wird mit seinen Problemen konfrontiert - arbeitet mit seinen Abwehrmechanismen - Auslegung als nicht bereit zur Therapie - Folge Entlassung.
Ziel der konfrontativen Therapie ist es, dass der Patient zu der Einsicht gelangt, dass er abhängig ist und sich seine Alkoholkrankheit eingesteht.
Studien belegen aber, dass dies keinen erfolgreichen Behandlungsabschluss voraussagt (*Lemere* u.a. 1958; *Trice* 1957 *M/R*, p 26).
Widerstand entsteht, wenn ein Patient sich in seiner Freiheit eingeschränkt oder bedroht fühlt, er sich den Gegebenheiten hilflos ausgesetzt fühlt. Durch eine Konfrontation könnte ihr mühsam aufgebautes Kartenhaus bedroht werden und einstürzen.
Die konfrontative therapeutische Haltung hat auch heute noch einen Stellenwert in der Suchtkrankenhilfe. Doch es ist nicht zu übersehen, dass sich an vielen „Orten" das Gesicht der Suchttherapie stark wandelt, bis hin zum „Kontrollierten Trinken". (*Miller und Rollnick*, 1999)

7. LÖSUNGSORIENTIERTE THERAPIE

Die „Lösungsorientierte Therapie" stand nicht am Anfang unserer Umorientierung. Als wir auf sie stießen, war sie für uns aber so etwas wie eine Offenbarung. Zieloffen, ressourcenorientiert und die therapeutische Beziehung in den Mittelpunkt stellend, kam sie unseren Überlegungen, die ihre Wurzeln in den Krankenpflegetheorien hatte, sehr nahe. Die Beschreibung der Methode war einleuchtend und nachvollziehbar und eignete sich gut zur Umsetzung in einen kurzen stationären Aufenthalt.

Die hier zitierten Autoren finden in ihren Arbeitsbereichen andere Bedingungen vor. Die Autoren arbeiten in ambulanten Zentren und behandeln Patienten, die nicht immer ganz aus freien Stücken zu ihnen kommen, aber sie kommen. Die Patienten unserer Station kommen zum Teil elektiv über die Beratungsstellen, zum großen Teil aber über die Notaufnahme. Oft stehen am Beginn der Krankenhausbehandlung akute somatische Beschwerden, bedingt durch den Alkoholkonsum, im Vordergrund. Diese Beschwerden, gepaart mit dem vagen Wunsch zu entgiften, ziehen eine Aufnahme auf unserer Station nach sich. Es ist nicht unser sehnlichster Wunsch so zu arbeiten. Das Klientel, das elektiv zu uns findet, ist uns oft lieber. Wir können uns den Notwendigkeiten in einem Krankenhaus der Akutversorgung aber nicht entziehen und müssen auch für die Patientengruppe eine sinnvolle Dienstleistung zur Verfügung stellen. Die „Lösungsorientierte Therapie" schließt streng genommen die Patientengruppe aus, ein Grund das Konzept der „Lösungsorientierten Therapie" durch die Methode nach *Miller* und *Rollnick* zu ergänzen.

Im Unterschied zur „Lösungsorientierten Therapie" lässt die Methode einer differenzierte Problembetrachtung zu. Die Interventionen fokussieren nicht nur auf Ressourcen und Ziele des Patienten, sondern integrieren einen beratenden und ratenden Aspekt, von dem wir glauben, dass sie der o.g. sehr unfreiwilligen Patientengruppe Rechnung trägt. Hinzu kommt, und das ist ein weiterer Punkt, der die Ergänzung rechtfertigt, dass der „Lösungsorientierte Ansatz" eine gänzlich neue Betrachtung ist, die nicht alle Kollegen nachvollziehen mögen und können. Es wirkt zuweilen auf den Kopf gestellt und fordert einige Erfahrung von dem Therapeuten. Freilich braucht es auch bei der anderen Methode Erfahrung. Sie scheint aber weniger gewöhnungsbedürftig. In vielen Punkten gleichen sich die Konzepte. Beide Methoden legen sehr viel Wert auf den Aspekt der Beziehung, die Art der Beziehung bzw. der Stand der Entwicklung wird graduiert, es wird Wert gelegt auf das Zuhören, auf das Feedback, die Sprache, die Zieloffenheit und Vermeidung von Widerstand.

Die Behandlung in den Gruppen wird von den Vertretern beider Methoden nicht beschrieben. Bei *Insoo Kim Berg* und *Norman Reuss* findet es zwar zum ersten Mal Erwähnung, ist im Detail aber nicht beschrieben.

Wir können auf die Arbeit in Gruppen nicht verzichten. Das war der Anlass, die Methoden gruppenfähig zu machen und zu systematisieren.

Die Arbeit in Gruppen hat einige Vorteile. Sie ist ökonomisch und erreicht auch die Patienten, die sich einer individuellen Beratung auf Station entziehen. Die Teilnahme an den Gruppen ist Pflicht, die Beratung im Einzelgespräch freiwillig. Es entsteht die Möglichkeit der

Wahl und macht die Einzelberatung etwas exklusiver und damit attraktiv. Die Gruppe hat aber auch neben der strukturierenden Eigenschaft des Stationsmilieus therapeutische Vorteile. Es entsteht Solidarität und Hilfe, das eigene Problem wird relativiert, es gibt Gemeinsamkeit, aber auch Kritik und Korrektur durch die Gruppe.

Wir haben das Rad nicht neu erfunden, sondern wollen zeigen, wie man mit den beiden Methoden und einer Systematisierung von Gruppen und Einzelgesprächen eine Qualifizierte Entzugsbehandlung auf eine gute, gleichbleibende Qualität heben kann und Ressourcen einer Arbeitsgruppe möglichst gut nutzt.

DAS GRUNDPRINZIP – UM WAS GEHT ES BEI DER LÖSUNGSORIENTIERTEN THERAPIE?

Bei der therapeutischen Arbeit mit den sogenannten Kriegsveteranen des Vietnamkrieges entdeckte *Insoo Kim Berg*, dass viele aus dem Krieg Zurückgekehrte unter dem litten, was wir heute posttraumatische Stresskrankheit (Post-traumatic-stress-disorder PTSD) nennen würden. Viele von diesen Kriegsheimkehrern verfielen der Alkohol- und/oder Drogenabhängigkeit, weil sie ihre Kriegserinnerungen immer wieder aufs Neue durchlebten und diesen schlimmen Qualen nur noch im Rausch begegnen konnten. *Insoo Kim Berg* machte die Entdeckung, dass Alkohol und Drogenmissbrauch nur ein Weg war, die schrecklichen Kriegsbilder von toten Kameraden, verletzten und verstümmelten vietnamesischen Frauen und Kindern loszuwerden. Daneben gab es aber auch noch andere Wege, die diese Soldaten benutzten, um ihre „Höllenfahrt" zu bewältigen. Sie entdeckte, dass diese jungen Männer trotz dieser furchtbaren Erlebnisse weiterhin zur Schule gingen, wieder eine Arbeit aufnahmen und es ihnen auch gelang Familien zu gründen.

Indem sie sich auf die Frage konzentrierte, was jemand tut, um eine schwere psychische Beeinträchtigung loszuwerden oder so abzumildern, dass er wieder am normalen Leben teilnehmen kann, veränderte *Insoo Kim Berg* radikal den therapeutischen Fokus. Sie konzentrierte sich auf die vorhandenen Ressourcen, auf kleine Veränderungen oder auf Unterschiede. Gemeinsam mit ihrem Ehemann *Steve de Shazer* und anderen gründete sie 1969 in Milwaukee das Brief-Family-Therapiecenter.

Die Arbeit stütze sich auf die Erfahrungen von *Milton Erikson* und wurde von der Gruppe entscheidend weiterentwickelt. Es entstand ein sehr innovatives und kreatives Therapiekonzept, das in seiner Systematik äußerst präzise ist und sich ständig weiterentwickelt.

DER UNTERSCHIED

Lösungsorientierte Arbeit versus traditionelle Therapie

Die traditionelle Therapie geht von der Annahme aus, dass unabhängig vom Problem (Art des Problems), das Problem immer innerhalb der Person, des Patienten liegt. Irgendetwas ist kaputt, irgendetwas fehlt. Um das herauszufinden, muss man das ganze Leben des Patienten betrachten, seine Kindheit, die Sozialisation, die frühen Konflikte, die Adoleszenz usw. Es gibt Hunderte von Möglichkeiten, wo etwas hätte falsch gelaufen sein können. Es ist schwierig herauszufinden, welcher dieser Fehlschläge eigentlich das Problem verursacht hat. Klassische Therapeuten sind Experten im Aufspüren von psychischen Problemen und stellen in ihrem Kontext zahlreichen Vermutungen über das wahre Wesen der Probleme an.

Was ist ein Problem? Ein Problem ist ein Fakt des Lebens, das erst dadurch Gestalt annimmt, weil versuchte Lösungen keinen ausreichenden Unterschied hervorzubringen in der Lage sind. „Probleme sind Probleme, weil sie aufrechterhalten werden. Sie werden einfach dadurch zusammengehalten, dass man sie als Problem beschreibt." (*de Shazer*, 1999, p 27)

Die Aufrechterhaltung des Problems wird auch dadurch verursacht, weil Menschen den Versuch nicht aufgeben können, das Problem zu erklären, eine Erklärung scheint unerlässlich, um eine Lösung zu finden.

„Lösungen zu Problemen werden oft übersehen, weil sie wie bloße Vorspiele aussehen; wir suchen letztendlich nach Erklärungen, in dem Glauben, dass eine Lösung ohne Erklärung irrational ist und erkennen nicht, dass die Lösung selbst die beste Erklärung ist." (*de Shazer* 1999, p 28)

Im Unterschied dazu sind die Lösungsorientierten Therapeuten nicht interessiert an dem Ursprung des Problems, an der persönlichen Geschichte, der Familiendynamik usw. Nicht das Problem wird in den Mittelpunkt der Aufmerksamkeit gerückt. Bei der Suche nach der Ursache spricht *Insoo Kim Berg* vom Bad Luck, vom Pech, und lässt es dabei bewenden. Das ist nur zynisch gemeint im Sinne von „jeder ist selber Schuld". Es macht nur keinen Sinn, die Ursache für ein Problem zu konstruieren, ohne sie in den Dienst einer Lösung stellen zu können, es ist nicht nützlich. Dazu später mehr.

Wohin aber schauen wir, wenn uns die Probleme und deren Ursachen weniger interessieren?

Die Aufmerksamkeit liegt auf dem, was noch funktioniert. Die Symptome bestehen nicht immer, die Folgen derselben beeinträchtigen nicht das ganze Leben. Das heißt, dass ein alkoholkranker Patient nicht immer trinkt, er kann Pausen machen. Und ob nüchtern oder angetrunken liegen nicht alle Lebensbereiche in Schutt und Asche. Es gibt Dinge, die funktionieren. In den Ausnahmen liegen Möglichkeiten, die wir nutzen können, Muster, die als solche noch nicht erkannt sind, Lebensperspektiven und Ziele die kultiviert werden können.

Ausnahmen werden in den Mittelpunkt der Methode gestellt.

Die Ausnahmen werden von dem Patienten beobachtet, um herauszufinden, ob sie einen Unterschied machen, der ausreichend relevant erscheint, um ein Problem als gelöst, im Sinne einer offenen Zielformulierung, zu betrachten.

Das heißt nicht, dass wir nicht mehr über Probleme sprechen. Die Beschwerde (so nennen wir das Problem) ist Ausgangspunkt des Gesprächs. Und natürlich hören wir den Patienten zu, wenn sie über ihre Situation klagen. Doch im Gegensatz zu anderen Therapeuten wenden wir unseren Blick rasch auf das, was funktioniert. Hoffnung und das Vertrauen in die Möglichkeiten des Patienten sind wichtige Aspekte des Ansatzes.

So lauten unsere ersten Fragen z.B. nicht:

- „Wie fühlen Sie sich?"
- „Dauert es schon lange?"
- „Was war an diesem Tag noch schwierig?",

sondern die versuchte Lösung,

■ „Was hat sich in den Tagen vor Beginn des stationären Aufenthaltes verbessert?"
■ „Wie haben Sie sich, bei allem was Sie durchgemacht haben, für die Entzugsbehandlung entschieden?"

Wir wollen nun den „Lösungsorientierten Ansatz" im Einzelnen beschreiben und beziehen uns im Wesentlichen auf die von *Insoo Kim Berg* und *Scott Miller* formulierten Prinzipien.

Betonung der geistig seelischen Gesundheit

Wir gehen davon aus, dass unsere Patienten Fähigkeiten und Stärken mit in die Behandlung bringen, die es ihnen ermöglichen, Ziele und Strategien selbst zu entwickeln. Wir geben uns nicht der Beschreibung von Defiziten und Unfähigkeiten hin. Wir suchen mit dem Ansatz eher nach dem was funktioniert und wie der Patient es effektiv einsetzen kann. Von geringerer Bedeutung ist, was bisher falsch war.
So können die Patienten ihre Lösungen aus ihrem Lebenskontext heraus konstruieren. Nicht die Therapeuten formulieren die Lösungen. Das gesunde Verhalten des Patienten, das möglicherweise nicht erkannt ist, wird kultiviert und für das Zustandebringen einer Lösung eingesetzt.
Nicht die Krankheit wird untersucht, sondern die Gesundheit. Es geht darum die Selbstheilungskräfte zu mobilisieren, Hoffnung zu wecken, deutlich zu machen, dass nicht alles problematisch ist, sondern vieles auch funktioniert. Der Fokus verlangt von dem Therapeuten ein ganz anderes Vorgehen.

■ T.: „Wann haben Sie zuletzt nicht getrunken?"
P.: „Das muss schon lange her sein?"
T.: -Pause- „Wie lange?"
P.: „Vielleicht 6 bis 8 Wochen?"
T.: „Das ist noch nicht so lange her? Ich bin gespannt zu erfahren, wie lange haben Sie abstinent bleiben können?"
P.: „Mein Gott, nicht lange, 3, 4 Tage, nicht mehr."
T.: „Wie haben Sie das geschafft, 4 Tage trocken zu bleiben?"

So suchen wir in den Gesprächen mit den Patienten nach Mustern, die Lösungen enthalten. Es ist nicht nötig, die Probleme detailliert zu erörtern, sie genau zu definieren, die Diagnose in den Vordergrund zu stellen.
„Lösungen müssen sich nicht unmittelbar auf die Probleme, die sie lösen sollen, beziehen." (*de Shazer*, 1999, p 69)
Es ist möglich Lösungen auf Verhaltensweisen aufzubauen, die nichts mit der Beschwerde zu tun haben. Mit der Betrachtung von positiven Mustern reduziert sich der Widerstand. Sogenannte „Schwierige Fälle" werden seltener.

Utilisation

Utilisation (lat.-fr.: aus etwas den Nutzen ziehen) bedeutet, gesunde Eigenschaften und vorhandene Ressourcen des Patienten zu nutzen und zur Lösung des Problems einzusetzen. Oft ist damit auch die Symptomverschreibung gemeint.
Erikson meinte damit: „Denkprozesse des Klienten sich zu nutze zu

machen, die außerhalb des gewohnten Rahmens absichtlich oder freiwillig auftreten". (*de Shazer*, 1999, p 157)
De Shazer versteht unter „utilisieren": „all das, was der Klient irgendwie richtig oder gut macht, was nützlich oder wirksam ist, oder Spaß macht, um eine Lösung zu entwickeln." (*de Shazer*, 1999, p 158)

Dieses Prinzip des „Lösungsorientierten Ansatzes" setzt voraus, dass der Therapeut den Bezugsrahmen des Patienten kennt und akzeptiert. Mit dem „Rahmen" ist alles gemeint, was die Person, ihre Individualität ausmacht, Einstellungen, Gedanken, Glaubenssätze, Gewohnheiten usw. In der klassischen Behandlung ist das keineswegs so. Dort muss der Patient den Rahmen akzeptieren, sich Strategien und Zielen der Institutionen unterwerfen. Hier werden wohl am ehesten die Grenzen der Methode entdeckt. Auch wir arbeiten in einer Institution. Ein Krankenhaus der Maximalversorgung hat seine Strukturen und Gesetze, sie außer Kraft setzen zu wollen erscheint unmöglich. Ein Problem, auch für uns in der Psychiatrischen Abteilung. Denn nicht nur der Patient ist unser Kunde, Krankenhausleitung, Kostenträger, Gesellschaft, Ordnungsamt, Berufsgruppen und ihre Leitungen stellen Ansprüche. Die Zahl der Behandelnden und Beteiligten ist so groß, dass wir kaum glauben können, in allen Freunde der Methode zu finden. Den Grenzen gehorchend, nutzen wir die wenigen Ressourcen und Zwischenräume, um die Wahlmöglichkeiten des Patienten zu erhöhen und seinem Rahmen Raum zu geben.

Eine atheoretische, nicht normative klientenbestimmte Sichtweise

„Der Lösungsorientierte Ansatz macht keine Annahme über das ‚wahre' Wesen der Probleme." (*Berg* und *Miller*, 1995, p 20)
Zum Nutzen des Klienten werden Interpretationen und Deutungen in der konkreten Behandlung vermieden.

Eine atheoretische und nicht normative Haltung einzunehmen, birgt die Möglichkeit sich viel kooperativer verhalten zu können. Nicht der Klient passt sich der Therapie an, sondern der Therapeut wird zum „Lehrling" oder „Studierenden". (*Berg* und *Miller*, 1995, p 21)
Wenn wir Therapeuten vom Patienten gelernt haben, worum es für ihn geht (seine Beschwerde, seine Ressourcen, seine Ausnahmen und ihre Muster, seine Ziele), können wir ihm behilflich sein. Dazu ist es notwendig, sich keiner therapeutischen Schule verpflichtet zu fühlen und die therapeutische Beziehung auch nicht mit Annahmen und Mutmaßungen zu belasten.

Sparsamkeit

Der „Lösungsorientierte Ansatz" strebt nach sparsamen und ökonomischen Mitteln. Das Problem, mit dem der Patient in die Behandlung kommt, wird nicht als die Spitze des Eisberges betrachtet. Es werden nicht komplexe und schwere Annahmen aus der Betrachtung abgeleitet und bearbeitet. Das heißt, dass wir nicht mit einer Diagnose beginnen und diese in ein theoretisches Modell einbetten und mögliche Ursachen diskutieren. In der Behandlung versuchen wir mit minimaler Intervention den Patienten zu veranlassen, in die von ihm gewünschte veränderte Richtung zu gehen.
„Was mit wenig Aufwand getan werden kann, wird mit viel Aufwand vergeblich getan." (*William von Ockham* in *Berg* und *Miller*, 1995, p 20)
Wo eine Veränderung ansetzt, ist nicht so entscheidend. So muss ein alkoholkranker Patient bei der Bewältigung seiner Beschwerde nicht

zwingend damit beginnen, nicht mehr zu trinken. Eine Veränderung in einem ganz anderen Lebensbereich, der von dem Patienten nicht einmal in einen Zusammenhang gebracht werden muss, kann ausreichen, um Veränderungen in anderen Lebensbereichen zu bewirken. Die Nutzung dieses „Welleneffekts" ökonomisiert die Therapie. (*Berg* und *Miller*, 1995, p 25)

Veränderung ist „unvermeidlich"

Für jede problematische Situation gibt es notwendigerweise Zeiten, in denen das Problem nicht (schwächer oder gar nicht) auftrat.
Veränderung ist Teil des Lebens und somit wahrscheinlich. In der „Lösungsorientierten Therapie" versuchen wir jene natürlich auftretenden Veränderungen zu erkennen und sie dann für das Zustandebringen einer Lösung nutzbar zu machen. Ein Grund dafür, dass aus dem Problem eine „Beschwerde" gemacht wurde und die symptomfreien Zeiten „Ausnahmen" genannt werden. Denn die Patienten glauben, dass ein Problem, wenn es als solches erst einmal identifiziert ist, auch immer besteht. Sie glauben nicht daran, dass es Zeiten der Abwesenheit gibt. In den Gedanken besteht das Problem immer, ist allgegenwärtig. Eine Beschwerde relativiert die Haltung und Ausnahmen können sie als solche akzeptieren, Ausnahmen bestätigen die Regeln. Mit den Gedanken an Ausnahmen können wir den Fokus verändern. Und weil die Realität durch die Gedanken konstruiert wird, ist eine Umdeutung möglich. Ein Problem wird zur Beschwerde, beeinträchtigend, aber lebbar und veränderbar.
Therapie macht keinen Sinn, wenn eine Besserung nicht erwartet wird. Wird diese Sinnentleerung von uns in die therapeutische Beziehung getragen, wird sich wahrscheinlich auch erfüllen, was wir vermuten.

Gegenwart und Zukunftsorientierung

Ein weiteres Prinzip des „Lösungsorientierten Ansatzes" räumt die primäre Betrachtung von Gegenwart und Zukunft ein. Es ist dennoch nicht unwichtig, was der Patient uns über seine Vergangenheit mitzuteilen hat. Sie gibt uns Auskunft darüber, was sein Leben ihn so gestalten ließ. Es ist darüber hinaus äußerst wichtig dem Patienten zuzuhören, schon um eine tragende therapeutische Beziehung aufzubauen. Dabei spielt die Lebensgeschichte für den Patienten nicht selten eine sehr große Rolle. Die Behandlung konzentriert sich auf die „gegenwärtige und zukünftige Anpassung", denn nur auf diesen Bereich kann noch Einfluss genommen werden.

Kooperation

In einer lösungsorientierten, therapeutischen Beziehung muss nicht nur der Patient kooperieren, indem er mit dem Therapeuten arbeitet, sondern auch der Therapeut muss mit dem Patienten in kooperativer Weise tätig sein. Für den Therapeuten heißt das, dass er nicht nur institutionalisierte Standards dem Patienten zur Verfügung stellt. Kooperation meint hier, sich auf den Patienten einzulassen, auf seine Sicht der Dinge, auf seinen sozialen Kontext, auf seine Anschauung, auf seine Ziele und Strategien.
In der bei uns zurückliegenden konfrontativen Therapie musste sich der Patient auf die Regeln und Ziele der Therapeuten und der Institution einlassen. Sich zu verweigern bedeutet Widerstand, Widerstand ist ein Zeichen von Realitätsferne und Mangel an Motivation und zog noch mehr Konfrontation nach sich.
Einige Regeln haben die Zeit überdauert. Die Institution hat auch heute noch ihre unumstößlichen Regeln und Widerstand und Auseinandersetzung sind die Folge. Das Krankenhaus ist keine

Beratungsstelle. Jenseits dieser täglichen Grenzen kann eine kooperative Haltung mit dem Patienten in Gruppen- und Einzelgesprächen und in dem alltäglichen Zusammensein auf Station Widerstand reduzieren und Veränderung viel wahrscheinlicher machen.

Kooperation fördert Kooperation
Das heißt auch, dass auf Konfrontation im klassischen Sinne weitestgehend verzichtet wird, wie zum Beispiel:

- „Warum trinken Sie?"
- „Warum können Sie nicht mit dem Trinken aufhören?"
- „Welche Konsequenzen hatte Ihr Trinken bisher?"

Wir stellen nicht die Motivation in Frage, sondern gehen davon aus, dass eine solche vorliegt, wenn der Patient zu uns kommt. Wenn er als medizinischer Notfall in die Klinik eintritt und seinem Zustand es zu verdanken ist, dass er sich nicht bewusst entscheiden kann, dann ist der weitere Verbleib auf Station Grund genug, um unsererseits mit Kooperation nicht zu sparen.

Zentrale Philosophie

- „Wenn etwas nicht kaputt ist, mache es nicht ganz!"
- „Wenn Du einmal weißt, was funktioniert, mache mehr vom Selben!"
- „Wenn es nicht funktioniert, lass es sein, mache etwas anderes!"

(*Berg* und *Miller*, 1995, p 33)

Diese drei Regeln sehen auf dem ersten Blick logisch und einfach aus - und sie sind es auch. Dennoch handeln wir in den Kliniken oft anders. Wir problematisieren mehr als notwendig, wir haben kein Vertrauen in die Dinge, die funktionieren, und wir glauben schon gar nicht, dass es sinnvoll ist, von dem mehr zu tun, weil wirkliche Lösungen viel komplizierter sein müssen.

Grundannahmen

Die Gruppe in Milwaukee hat solche Grundannahmen nicht formuliert. *Thomas Weiss* und *Gabriele Haertel-Weiss* beschreiben einige in ihrem Buch „Familientherapie ohne Familie". Die Annahmen ähneln sehr den Grundannahmen im NLP (Neurolinguistisches Programmieren).
Uns haben die Grundannahmen geholfen, den Ansatz zu verstehen, unsere therapeutische Haltung zu ändern. Sie fassen die o.g. Prinzipien in einigen Leitsätzen zusammen.

· Beschwerden werden in erster Linie als Verhalten betrachtet und erst in zweiter Linie als Motive, Gefühle und Einstellungen.

· Symptome werden durch das innere Bild geprägt, das der Patient sich von der Welt macht.

· Einmal gefundene Lösungswege werden immer wieder angewendet, auch wenn sie sich als falsch erwiesen haben (Wenn „A" richtig ist, kann „nicht A" nur falsch sein.).

· Kleine Änderungen führen zu großen.

Wesentlich für den Wandel ist die Vorstellung des Patienten von einem Zustand ohne Beschwerden.

Therapeut und Patient können sehr unterschiedliche Auffassungen von Wandel und Zielen haben. So galt früher Abstinenz als unumstößliches Ziel. Unumstößliche Ziele formuliert der Patient.

Ein veränderter Rahmen führt zu anderem Verhalten.

Die Veränderung eines Elementes führt zur Veränderung der anderen Elemente.

Lösungen müssen sich nicht unmittelbar auf die Probleme, die sie lösen sollen, beziehen.

Ein komplexes Problem benötigt nicht zwingend komplexe Strategien. *Insoo Kim Berg* und *Normen H. Reuss* sagen: „...dann erschaffen wir den Weg, den die Behandlung nimmt, während des Gehens." (*Berg* und *Reuss*, 1999, p 23)

Wir konzentrieren uns auf die Lösungen und Ressourcen, die der Patient in die Therapie mitbringt.

Probleme sind nicht nur schlecht. Hinter jedem Verhalten steckt eine positive Absicht.

Wir müssen das Problem nicht kennen, um erfolgreich Therapie zu machen, es reicht, wenn wir wissen, woran beide (der Therapeut und der Patient) erkennen, wann das Problem gelöst ist.

PATIENT-THERAPEUT-BEZIEHUNG	Das lösungsbezogene Behandlungsmodell unterscheidet zwischen drei verschiedenen Typen von Patienten-Therapeut-Beziehung:

1. Der Typ des Kunden
2. Der Typ des Klagenden
3. Der Typ des Besucher

Diese drei Beziehungsunterscheidungen beschreiben das Wesen der Interaktion zwischen Patient und Therapeut und nicht die individuellen Charakteristika des Patienten. Man würde diese Unterscheidung falsch verstehen, würde man sie mit „Motivation" gleichsetzen. Die Interaktion/Beziehung zwischen Patient und Therapeut ist besonders hervorzuheben, weil das Behandlungsergebnis auch von „beiden" abhängt. Ein schlechtes Behandlungsergebnis ist somit nicht mehr allein dem Patienten zuzuschreiben.

Nach den alten Behandlungsmodellen galten diejenigen Patienten, die entweder nicht bereit oder nicht in der Lage waren, die angebotene Behandlung zu akzeptieren, als widerständig, als Patienten, die ihr Problem verleugnen. Das Ergebnis solcher Ansätze besteht im Wesentlichen darin, dass zahlreiche Gelegenheiten jene zu erreichen, die es nötig hätten, verloren gehen.

Die Patient-Therapeut-Beziehung sollte als dynamisch, flüssig und in ständigem Wandel begriffen betrachtet werden, als Reaktion auf den sich verändernden Input von Patienten und Therapeuten im kontinuierlichen Prozess.

Die Intervention hängt vom Beziehungstyp ab.

Der Beziehungstyp des Kunden

Ein Kunden-Beziehungstyp liegt vor, wenn Patient und Therapeut während der Behandlung gemeinsam eine Beschwerde (Problem) und ein Behandlungsziel erkennen. Außerdem macht der Patient deutlich, dass er sich selbst als Teil der Lösung sieht und bereit ist, hinsichtlich des Problems etwas zu tun.

Der Beziehungstyp des Kunden ist sicherlich der, den wir uns alle wünschen.

Der Beziehungstyp des Klagenden

Dieser Beziehungstyp besteht, wenn Therapeut und Patient gemeinsam ein Behandlungsziel oder eine Beschwerde erkennen können, nicht aber die konkreten Schritte, die der Patient machen muss, um eine Lösung zu erreichen. Patienten vom Beziehungstyp des Klagenden sind in der Lage, ihre Beschwerde oder Ziele sehr ausführlich zu beschreiben. Sie sehen sich jedoch nicht ohne weiteres als Teil der Lösung, sondern glauben eher, die einzige Lösung liege darin, dass ein anderer oder ein Umstand sich ändert. Ein therapeutisches Gespräch vom Beziehungstyp des Klagenden beginnt mit der Beschwerde, egal wie verschwommen, vage, global oder spezifisch sie ist. Jede Beschwerde ist ein Zeichen dafür, dass der Therapeut mit der Therapie beginnen kann. Klagende stehen Aufgaben kooperativ gegenüber, Beobachtungsaufgaben erhalten vor Verhaltensaufgaben den Vorzug.

Der Beziehungstyp des Besuchers

Diese Beziehung besteht dann, wenn Therapeut und Patient am Ende der Sitzung nicht gemeinsam eine Beschwerde oder ein Ziel gefunden haben, an dem gearbeitet werden soll. Der Patient macht deutlich, dass es kein Problem gibt, das der Behandlung bedarf, bzw., dass jemand anders das Problem hat.

Nicht selten sind die Patienten, die von anderen geschickt werden (Arbeitgeber, Partner), Patienten vom Besuchertyp.

Diese Patienten lassen erkennen, dass es kein Problem gibt, außer vielleicht dem einen, wie er sich „den Rücken freihalten könnte" von dem, der ihn geschickt hat. Da keine Beschwerde vorliegt, kann die Therapie nicht beginnen, auch wenn für den Therapeuten das Problem offenkundig ist. Es wäre ein Fehler, würde der Therapeut zu intervenieren versuchen. Die Ursache für Widerstand in der therapeutischen Beziehung ist, Therapie zu beginnen, ohne dass eine Erlaubnis vorliegt.

Wenn hier eine spezielle Fragetechnik nicht funktioniert, ist es besser, der Therapeut macht etwas anderes, statt eine problematische Beziehung entstehen zu lassen. Es ist sinnvoller sich besuchen zu lassen, als einen unfreiwilligen Patienten davon zu überzeugen, dass er Therapie braucht.

Soziale Kontrolle

Im Rahmen einer stationären Entgiftung haben wir häufig mit Besuchern zu tun. Noch mehr erschwert wird die Situation, wenn wir in die Rolle der sozialen „Kontrolleure" gedrängt werden. Das geschieht immer dann, wenn richterliche Beschlüsse bei uns erwirkt werden, wir für die Durchsetzung derselben verantwortlich sind oder wenn vor dem Hintergrund medizinischer oder sozialer Notwendigkeiten erheblich Druck ausgeübt werden muss. Als psychiatrische Einrichtung kann man sich der Aufgabe nicht entziehen. Die therapeutische Arbeit wird aber sicher nicht einfacher. Zumal Therapeuten sich gerade dann mobilisieren, wenn sie Leib und Leben retten können, wenn sie deutlich mehr Ressourcen in den Patienten entdecken, als er selber bereit ist zu sehen. Der Therapeut wird selbst sein bester Kunde. Weil aber ein anderer die Zeche zahlen soll, entsteht Konfusion, die der Therapeut mit Frustration quittiert. Hier erscheint es sinnvoll, soziale Kontrolle strikt von Therapie zu trennen und seine Energie einer positiven Beziehungsarbeit zu widmen, soweit das möglich ist.

GRUNDLEGENDE STRATEGIEN DER LÖSUNGSORIENTIERTEN THERAPIE	„Ein Problem kann man nicht mit der Art des Denkens lösen, die es geschaffen hat." (*Albert Einstein*) In der Vergangenheit gab es immer wieder große Künstler unter den Therapeuten. Die Wissenschaft hat versucht, aus den Rätseln Regeln abzuleiten. Nur so kann aus Kunst Handwerk werden, das wir vielen zugänglich machen können. Einiges von dem Handwerk wird hier kurz beschrieben:
Vom Problem zur Lösung	Wenn wir einmal begriffen haben, was das Problem ist, dann wollen wir die bisher versuchte Lösung verstehen. Das ist relativ einfach, denn die Patienten können sagen, was sie bisher getan haben, um mit dem Problem fertig zu werden. Das ist aus unserer Sicht genau das, was das Problem erhält und erschwert. Eine Störung wird erst durch einen gescheiterten Lösungsversuch zum Problem. Dennoch nehmen die Patienten immer wieder den Faden auf, der sie in die falsche Richtung führt. Genau genommen geht es bei uns gar nicht darum, das Problem zu lösen. Der Ausgangspunkt ist sicherlich die Beschwerde. Da wir aber nach Ausnahmen (Abwesenheit des Problems) suchen, verliert die Beschwerde an Bedeutung, der Kontakt zu ihr geht zuweilen verloren. Wir lösen keine Probleme, sondern wir konstruieren Lösungen. Es geht nicht darum nicht zu trinken, sondern darum, was bisher passiert ist, wenn jemand nicht getrunken hat, wie er das gemacht hat, wie er und andere die Veränderung wahrgenommen haben, welches Muster dahinter steht und darum, davon mehr zu machen.
Das Muster	Ausnahmen kommen in mehr oder weniger regelhaften Mustern zum Tragen. Sie sind gebunden an Zeiten, Menschen, Umgebungen, Situationen, innere Ereignisse und Zustände. Wenn wir genau wissen warum es jemand schafft nicht zu trinken, wie er dem Trinkdruck ausgewichen ist, z.B. dadurch, ganz viel Wasser zu trinken, einen Spaziergang zu machen, einen Freund anzurufen oder laut Musik zu hören, können wir bzw. der Patient das Muster beobachten. Alleine durch die Aufgabe der Beobachtung wird das Muster initialisiert. Er kann aber auch beobachten, wie andere darauf reagieren und möglicherweise damit für eine Aufwertung sorgen. Wir können durch Verhaltensaufgaben aber auch eine Verstärkung des Musters bewirken.
Die Lösungsperspektive	In der „Lösungsorientierten Therapie" steht die Lösungsperspektive als eine Möglichkeit zur Ressourcenaktivierung im Mittelpunkt. Lösungsperspektive bedeutet, dass der Patient sich vorstellen muss, wie seine Situation sich „anfühlt", wenn sie sich verbessert hat. Wir arbeiten in Gruppen und Einzelgesprächen mit Visionen, will heißen, wir fragen danach, wie der Patient sich seine Zukunft vorstellt, was sich verändern wird, woran er merken wird, das es besser geworden ist, woran die anderen eine positive Entwicklung erkennen können und was in seinem Leben so bleiben soll, wie es ist, weil es heute schon gut ist.

Daraus leiten sich einige Standardfragen ab, die variiert werden können:

▌ T.: „Woran werden Sie erkennen, das es Ihnen besser geht?"
P.: „Ich werde nicht mehr trinken."
T.: „Was wird sich dadurch verändern, was wird anders sein?"
P.: „Ich werde morgens nicht mehr so müde sein, ich werde meine Arbeit besser machen, mehr Kondition am Arbeitsplatz haben. Heute bin ich oft müde, kann nicht mehr am PC sitzen und verplempere meine Zeit mit unwichtigen Dingen."
T.: „Oh ja, das kann ich mir gut vorstellen."
Später...
T.: „Woran werden die anderen merken, das es Ihnen besser geht?"
P.: „Die werden sehen, dass ich wieder voll meinen Job mache."
Pause
P.: „Meine Frau wird es wohl auch merken, ich komme nicht wie ein alter Mann nach Hause. Es wird mir nicht so schwer fallen nach Hause zu kommen und auch dort meine Pflichten zu erledigen."

Es findet ein lösungsbezogener Austausch zwischen Therapeut und Patient statt, mit dem Ziel, Lösungs- und Bewältigungsmuster zu entwickeln, die zur Person und zum Kontext des Patienten passen.

Hoffnung

Hoffnung ist ein wichtiges Element der Therapie. Wenn wir das Gefühl ins Gespräch mit hineinnehmen, dass es ohnehin keinen Sinn macht, die Therapie vergebens ist, die Ressourcen nicht ausreichen, Ziele nicht erreichbar sind, dann wird sich bewahrheiten, was wir vermuten. Therapie macht keinen Sinn, wenn eine Verbesserung nicht erwartet wird. Das heißt aber auch, dass die Behandlung zieloffen gestaltet werden muss. Es geht um die Verbesserung der Lebenssituation des Patienten und nicht darum, unsere Vorstellung von Leben in der Existenz des Patienten zu verwirklichen. Der Begriff der Vizelösungen, der zweitbesten Lösung, ist bei uns ein häufig verwendeter Begriff. Es geht also auch um Bescheidenheit und um eine Umdeutung von Ereignissen und Situationen.

Lösungsphysiologie und Sinnlichkeit

Bilder, Geräusche, Gerüche, Geschmäcker tendieren dazu, sich physiologisch umzusetzen. Deshalb müssen Ziele immer so formuliert werden, dass sie bildhafte Prozesse in uns anregen, die genau physiologisch in die gewünschte Richtung weisen.
Das heißt, dass wir den Fokus der Aufmerksamkeit auf eine Lösungsvision richten, die positiv, sinnlich und konkret ist, so konkret, wie es eben geht.

Einfachheit

De Shazer nimmt die Orientierung am Patienten ernst. Er nimmt ihn beim Wort und bemüht sich nichts in seine Äußerung hineinzulesen. Diese „Einfachheit" verlangt vom Therapeuten ein hartes „Einfachheitstraining". (*Berg* und *Miller*, 1995, p 22)
Wir wollen es uns nicht leicht machen, aber wir werden nicht mehr versuchen, als die therapeutische Beziehung zurzeit hergibt und der Patient bereit ist zu tun.

Kommunikation	Kommunikation fließt in beide Richtungen. Was der Therapeut zu fragen beschließt, was er ignoriert oder hervorhebt, die Veränderung der Stimme, der Gesichtsausdruck und die Körperhaltung, übermitteln dem Klienten, was der Therapeut für wichtig hält. Die Expertenschaft der Lösungsorientierten Therapeuten bezieht sich auf Nützlichkeit bestimmter Fragen und die Einleitung von Sprachspielen, die mit hoher Wahrscheinlichkeit positive Veränderungen in das Leben der Patienten bringen. Sie sind professionelle Kontextbereitsteller!
Trennen	In Gesprächen mit Patienten beobachten wir immer wieder, dass eine Fülle von Problemen angehäuft wird. Die Patienten haben es gelernt, gleich zu Beginn der Therapie alles vor dem Therapeuten auszubreiten. Wir versuchen die Dinge voneinander zu trennen, arbeiten an einem Ziel, konstruieren eine Lösung, konzentrieren uns auf wenige Ressourcen, die für das Zustandebringen nötig sind. Dabei konzentrieren wir uns auf die Lösungen, die einen Unterschied machen. Der Patient hat den Eindruck, dadurch wirklich zu gewinnen. Das Trennen von Problemen, das Herausarbeiten der konkreten Beschwerde, ist ein sehr wichtiger Punkt. Im Training mit Kollegen fällt uns immer wieder auf, dass der Verlauf der Behandlung oft daran scheitert, weil die Beschwerde so wenig konkret ist, die Dinge nicht getrennt werden.
Umdeutungen	Wir nehmen in den Gesprächen Umdeutungen vor. Früher neigten wir dazu, die „Pathologie" in dem Verhalten zu entdecken und in Gesprächen entsprechend bewertend mitzuteilen. Wir sind Experten im Entdecken solcher Pathologien und beschäftigten uns anschließend mit Mutmaßungen über die möglichen Ursachen. Heute suchen wir nach einer positiven Bedeutung des Verhaltens, des Denkens und der Folgen. Hintergrund ist die Annahme, dass allem Verhalten eine gute Absicht zu Grunde liegt. Der Patient kann im konkreten Kontext nicht anderes handeln. Wir unterscheiden Umdeutungen des Verhaltens, der Motivation und der Funktion. Schuld und Scham werden dem Patienten genommen und auch das Verhalten der Mitwelt wird in einen verständlichen Kontext gebracht. „Eine Umdeutung besteht also darin, den begrifflichen und gefühlsmäßigen Rahmen, in dem eine Sachlage erlebt und beurteilt wird, durch einen anderen zu ersetzen, der den „Tatsachen", der Situation ebenso gut oder sogar besser gerecht wird und dadurch ihre Gesamtbedeutung ändert." (*de Shazer*, 1998, p 75)
Unfreiwillige Klienten	Der Therapeut, der mit einem unfreiwilligen Patienten arbeitet (leugnet, bagatellisiert), muss einen Paradigmawechsel vornehmen (Thema- bzw. Strukturwechsel), um die Wirksamkeit der Behandlung zu vergrößern. Bei unfreiwilligen Patienten neigen Therapeuten besonders dazu, ihnen zu sagen, was sie tun sollen. Das Ergebnis dieser Art der Intervention ist fast immer negativ. Durch ein Therapieprogramm vorgegebene Ziele werden blockiert, wenn der Patient keine Möglichkeit erhält, eigene Vorstellungen einzubringen.

Es ist von entscheidender Bedeutung dem Patienten Wahlmöglichkeiten zu lassen, und seinen sie noch so gering. Es ist uns klar, dass es in einem Krankenhaus, noch dazu in einem Psychiatrischen, Grenzen gibt. Oft reicht es aus den Ärger zu verstehen, ein aufrichtiges Feedback zu geben oder aber das Thema oder den Ort zu wechseln.

Wir finden heraus, was der Patient tun will, beschäftigen uns mit seinen Zielen, Ressourcen und Möglichkeiten. Es ist nicht wichtig, was wir an seiner Stelle tun würden. Patienten tun nur das, was sie sich in den Kopf gesetzt haben, auch wenn der Vorschlag des Therapeuten noch so gut ist.

INTERVENTIONEN IN DER LÖSUNGSORIENTIERTEN THERAPIE	„Wenn du immer wieder sagst, dass sich die Dinge schlecht entwickeln, dann hast du gute Aussichten, ein Prophet zu sein." *Isaac Bashevis Singer*
Das Lösungsorientierte Therapiegespräch	Bevor ein erstes Gespräch beginnt, werden nur sehr wenige soziale Daten erhoben. Aus medizinischen Gründen ist eine Basisdokumentation notwendig. Das ist auf Station nicht anders. Das Gespräch beginnt damit eine Beschwerde zu erfassen:

■ „Was führt Sie hierher, was können wir für Sie tun?"

Der Patient wird dann in der Regel über das Problem oder die Probleme berichten, die er nicht mehr allein lösen kann, z.b. Ehekrise, Alkoholmissbrauch, unterschiedliche Ängste, Kontaktstörungen usw. Der Therapeut versucht sich einen ersten Eindruck zu machen, ohne die angesprochenen Probleme zu vertiefen oder in die Geschichte des Problems, diese Entstehungsbedingungen, Lebensgeschichte der Eltern usw. einzusteigen. Informationen aus der Vergangenheit des Patienten spielen nur insofern eine Rolle, als die gewonnenen Informationen dazu dienen, eine Vorstellung von den Rahmenbedingungen, den Wertvorstellungen und Überzeugungen eines Patienten zu erhalten. Die gesammelten Informationen über die vorhandenen aktuellen Probleme werden benötigt, um Lösungen zu entwickeln, die zu den Lebensumständen und Wertvorstellungen des Patienten passen. Im Erstinterview geht es darum von vorneherein einen Fokus zu schaffen, der einen Brückenschlag in die gewünschte Richtung ermöglicht. Das Interview ist ein Vorgang, in dem vielfältige Informationen zusammenfließen. So ist nicht nur das gesprochene Wort von Bedeutung, sondern auch Haltung, Tonfall, Gesichtsausdruck usw. Die therapeutische Beziehung nimmt Gestalt an und lässt sich graduieren (Besucher, Klagender, Kunde).

Fragetechniken

Gesprächseröffnung   Wenn der Therapeut fragt:

■ „Was ist das Problem, das Sie hierher führt?",

führt die Frage in den Problembereich. Der Patient muss sich erst wieder in sein Problem hineinversetzen, es erneut erleben und berichten. Besser ist es, bei der Eröffnung des Gesprächs zu fragen:

Veränderungen vor Sitzungsbeginn   ■ „Was führt Sie her? Was können wir für Sie tun?"

So bekommt das Gespräch gleich zu Beginn eine Zukunftsorientierung.

■ P.: „Ich glaube, ich trinke wohl zu viel. Es war zu viel in letzter Zeit."
T.: „Können Sie mir das genauer schildern? Was meinen Sie mit zu viel?"
P.: „Ich habe ganz schön hingelangt. Meine Frau... eigentlich meine ganze Familie ist sauer. Sie nörgeln an mir herum, ...sind sauer...!"
T.: „Ihre Familie kritisiert Sie wegen des Trinkens?"

P.: „Ja genau. Es ist auch zu viel."

T.: „Woran merken Sie noch, außer an der Familie, dass Sie zu viel trinken?"

P.: „Sie meinen, ich selber?"

T.: „Ja, zum Beispiel."

P.: „Ich selber komme damit klar."

Pause

P.: „Der Führerschein ist weg, das war echt blöd, aber nicht für lange."

T.: „Wenn ich Sie richtig verstehe, haben Sie nicht so viel Sorgen wegen des Trinkens, sondern sehen sich eher der Kritik der anderen ausgesetzt und wollen deshalb etwas gegen das Trinken unternehmen."

P.: „Stimmt genau."

T.: „Unserer Erfahrung nach bemerken viele Menschen in der Zeit zwischen Verabredung und Aufnahme, dass sich die Dinge gebessert haben. Sind Ihnen in Ihrer Situation solche Dinge aufgefallen?"

P.: „Nein, eigentlich nicht. Was soll besser sein?"

Pause

P.: „Ich habe weniger getrunken."

T.: „Oh! Gut! Können Sie mir das erläutern."

P.: „Ich habe die Woche über nicht getrunken und nur am Wochenende hingelangt, beim Grillen."

T.: „Wie haben Sie das gemacht, die ganze Woche nicht zu trinken?

P.: „Es ging mir elend, total schlecht. Ich war krankgeschrieben, schon die ganze Woche zuvor, aber ich hätte auch so nicht zur Arbeit gekonnt."

T.: „Das war schwere Arbeit für Sie, umso erstaunlicher, dass Sie es geschafft haben. Wie haben Sie das bewerkstelligt?"

P.: „Ich habe mir gesagt, dass es so nicht weitergeht. Hatte die Nörgelei satt und wollte vor der Entgiftung schauen, ob ich es hinbekomme."

T.: „Sie haben es geschafft."

P.: „Keine Woche und dann habe ich es nicht ausgehalten."

T.: „Was hat denn Ihre Frau dazu gesagt."

P.: „Ach du Schande, die traut mir nicht über den Weg, die war noch skeptischer als sonst."

Fragen, die vor Sitzungsbeginn eingesetzte Veränderungen beleuchten, bewirken eine schnelle Wendung und orientieren sich auf eine Veränderung, auf einen Unterschied. Ressourcen des Patienten werden angesprochen, die Selbstkontrolle des Patienten betont. Es wird genau untersucht, wie der Patient die Veränderung bewirkt hat, was sich für ihn verändert hat, wie er es bemerkt hat und ob andere diese Veränderung auch bemerkt haben.

Die Fragen werden immer ergänzt durch die Kardinalfrage:

Wie machen Sie das?

■ „Wie machen Sie das?"

Auch die Frage kann variiert werden. Wenn Sie eine Veränderung gefunden haben, lassen Sie sich den Unterschied beschreiben und überprüfen Sie, ob und wie andere das wahrnehmen.

Es geht um die Ressourcen der Patienten, um ihre Zielbestimmung und Selbstkontrolle.

Die Frage: „Wie machen Sie das?", ist wohl die kürzeste Zusammenfassung der „Lösungsorientierten Therapie".

Ausnahmen

Die Frage, die nach Veränderung vor Sitzungsbeginn fragt, ist eine Variante der Eröffnung. Sie können aber auch damit anfangen, nach Ausnahmen zu suchen.

Zu einer Ausnahme von der Beschwerde kommt es dann, wenn der Patient ein Verhalten an den Tag legt, bei dem die Beschwerde nicht zutage tritt oder nur weniger beeinflussend ist.

Spontane

Wir unterscheiden folgende Ausnahmen:
Der Patient glaubt, das sie zufällig auftreten.

Initialisierte

Der Patient unternimmt etwas und bringt eine Ausnahme hervor.

Bewusste

Der Patient erlebt die Ausnahmen bewusst mit.

Unbewusste

Der Patient bekommt die Ausnahmen nicht bewusst mit, kann sie aber im Gespräch erkennen.

Zufällige

Der Patient erkennt kein System.

Regelhafte

Der Patient erkennt ein System.

Wir suchen also nach spontanen oder zufälligen Ausnahmen, nach bewussten oder unbewussten Ausnahmen, Ausnahmen, die regelhaft oder unregelmäßig auftauchen. Die Ausnahme ist ein sehr zentraler Punkt der „Lösungsorientierten Therapie". Sie ist der Ausgangspunkt für eine Veränderung, für einen Unterschied, der so relevant ist, dass wir vom Therapieziel sprechen können. Ausnahmen sind nicht zufällig, auch wenn Patienten das meinen. Es gibt keinen Grund zu glauben, dass sie mehr zufällig sind als die Beschwerde selbst. Durch die Veränderung des Fokus verändern wir nicht nur die Wahrnehmung, sondern produzieren die Ausnahmen und möglicherweise auch ein Muster. Es besteht nicht immer eine Beschwerde. Es gibt immer Ausnahmen, manchmal ist es schwer sie zu formulieren. Es ist aber immer der einfache und direkte Weg, über die Ausnahmen einen Unterschied zu formulieren, ein Muster zu entdecken und daraus ein Ziel abzuleiten.

▌ T.: „Ich bin neugierig auf die Tage, an denen Sie nicht getrunken haben. Wie machen Sie das?"
P.: „Ich trinke fast immer, in den letzten Jahren gab es keine großen Pausen."
T.: „Sie sagen, dass Sie fast immer trinken, es scheint also Zeiten zu geben, in denen Sie weniger oder gar nicht trinken."
Pause
P.: „Es gibt so einige selte Pausen in denen ich weniger oder vielmehr gar nicht trinke."
T.: „Können Sie das genauer schildern?"
P.: „Wenn ich unterwegs bin, dann trinke ich nicht. Z.B., wenn es ein Familienfest gibt oder eine dienstliche Veranstaltung, ein Geburtstag im Büro, dann lass ich das Trinken."
T.: „Ah ja, dann gibt es Zeiten, im Verlauf eines Tages, an dem Sie nicht trinken."

P.: „Auch schon mal länger. Dienstreisen z.B. oder wenn ich im Urlaub bin."

T.: „Das finde ich ziemlich lange. Wie machen Sie das?"

In dem weiteren Verlauf wird geschaut, wie der Patient das genau anstellt. Oft ist es eine innere Stimme, die den Patienten auffordert, Vernunft oder die Einsicht in die Notwendigkeit nicht zu trinken. Es entsteht ein Muster. Dieses Muster kann nun beobachtet werden oder durch Aufgaben bewusst wiederholt werden. Therapie findet nicht in der Sitzung selber statt, sondern in den Zeiten zwischen den Sitzungen. In der stationären Entgiftungssituation können wir die Zeiten zwischen den Sitzungen nicht so gut nutzen, weil die stationäre Situation der des „normalen" Lebens nicht gleicht. Auf der Station entsteht vor allem Hoffnung, es werden Möglichkeiten erweitert, Selbstfürsorge entwickelt, es entsteht eine Veränderungsperspektive, Sinn und ggf. eine Idee zum weiteren therapeutischen Verlauf.

Die Frage nach dem Ziel

Die Frage nach dem Ziel stellen wir sowohl in den Einzel- als auch in den Gruppengesprächen sehr früh. Es gibt keinen hinreichenden sinnvollen Grund mit der Frage zu warten. Sie klärt sehr früh, worum es geht, klärt wann die Therapie zu Ende sein kann. Unsere Erfahrung zeigt, dass wir den Zeitpunkt für das Ende verpassen, wenn wir die Frage nach dem Ziel aus dem Auge verlieren.

Auf der Station ist die Behandlung standardisiert, nach 14 Tagen endet die Alkoholentzugsbehandlung.

Für die Gespräche kann es aber ganz andere Zeitfenster geben. Da der therapeutische Ansatz total zieloffen ist, heißt das, sich auf die Vorstellung der Patienten einzulassen. Abschied von der Abstinenzorientierung. Es gibt Patienten, die wollen nur körperlich entgiften, brauchen Rekonvaleszenz oder soziale Unterstützung. Wir können nur tun, wozu der Patient bereit ist, ansonsten gefährden wir die therapeutische Beziehung. Ein wahrlich schweres Unterfangen in einer Psychiatrischen Klinik.

■ T.: „Woran werden Sie merken, dass Ihnen der stationäre Aufenthalt genutzt hat?

P.: „Na ich werde mich wohl besser fühlen. Der Alkohol ist raus, und ich kann wieder klar denken."

T.: „Das denke ich auch. Sie werden sich ganz sicher besser fühlen. Mich würde interessieren, was sich für Sie verändert, wenn Sie wieder klar denken können."

P.: „Ich hoffe, dass ich hier zu einer Entscheidung komme, wie es weitergeht. Ich werde hier mit einem besseren Gefühl gehen, wenn ich weiß, was ich nach der Entgiftung tun kann, um nicht wieder zu trinken, und wenn meine Frau eine Ahnung hat, wie sie mich unterstützen kann."

Der Gesprächsverlauf klärt, worum es geht und was der Berater tun soll, damit sich der Patient sicherer fühlt.

Oder:

■ T.: „Woran werden Sie merken, dass Ihnen der stationäre Aufenthalt genutzt hat?"

P.: „Ich werde gar nichts fühlen. Die anderen sollen wissen, dass ich hier war, und Ruhe geben."

T.: „Okay, die andern wissen, dass Sie hier waren und die Entgiftung hinter sich gebracht haben. Was ändert sich für Sie?"

P.: „Nichts, ich mache weiter so wie bisher. Die Kollegen und der Chef geben dann wohl Ruhe und lassen mich arbeiten."

T.: „Das hört sich an, als hätten Sie etwas beweisen müssen?"

P.: „Klar, die meinen, ich bin Alkoholiker und kann nicht ohne. So ohne Entgiftung haben sie mir nicht geglaubt, die meinen halt, ich brauche Therapie."

T.: „Jetzt haben Sie die Bedingungen erfüllt?"

P.: „Erst mal ja."

T.: „Was meinen Sie mit erst einmal?"

P.: „Mit dem Trinken geht das ja so nicht weiter, auf der Arbeit geht das nicht mehr."

T.: „Das heißt ja, dass Ihnen klar geworden ist, dass Sie nicht ganz so weitermachen können."

P.: „Klar ist das schon, nur Wissen tue ich noch nichts."

T.: „Ach ja, das heißt, wenn Sie am Ende etwas mehr wissen, dann hat es sich gelohnt hier zu sein."

P.: „Ich glaube schon."

Beide Patienten erwarten keine Wunder, sondern neben der Entgiftung Beratung, eine Idee, wie es weitergehen soll. Wenn wir uns vor Augen führen, dass es ein primäres Ziel der „Qualifizierten Entgiftung" ist, den Kontakt zum Hilfesystem herzustellen, haben wir ein gutes Stück Arbeit geleistet.

Skalenfragen

■ T.: „Sagen wir, 10 steht dafür, wie Sie Ihr Leben gerne hätten, wenn das Problem, das Sie hier hergebracht hat, gelöst ist. Und 1 steht dafür, wie schlimm alles war, kurz bevor Sie bei uns auf Station aufgenommen wurden. Wo auf der Skala befinden Sie sich Ihrer Meinung nach heute?"

Die Skalenfrage wird in vielen Varianten bei uns benutzt. Sie macht anschaulich, wo der Patient steht, wie er sich entwickelt hat. Die Frage wird ergänzt wie alle anderen mit der Frage:

■ T.: „Wie haben Sie das gemacht, um von 1 auf 3 zu kommen?"

P.: „Ich habe nichts gemacht, Sie haben mich aufgenommen und behandelt."

T.: „Das ist richtig. Aber was haben Sie gemacht, um die Möglichkeit einer Behandlung entstehen zu lassen."

P.: „Ich hatte die Nase so voll, ich konnte nicht mehr. Meine Frau hat

dann hier angerufen und eine Aufnahme vereinbart."

T.: „Was haben Sie Ihrer Frau gesagt, damit sie bei uns anruft?"

P.: „Ich musste da nicht viel sagen. Irgendwie war das schon lange klar. Das klappte fast ohne Worte."

T.: „Das heißt, die Entscheidung ist mit der Zeit gewachsen."

P.: „Ja genau."

T.: „Wie kann ich mir das vorstellen?"

P.: „Wissen Sie, mein Zustand wurde immer schlechter. Ich konnte das nicht mehr kontrollieren. Es war ein Katastrophe. Die Kinder sind nicht mehr gekommen, die Enkelkinder durften nicht mehr zu uns und meine Frau konnte und wollte mich nicht mehr im Betrieb entschuldigen. Die Entscheidung hat sich aufgedrängt.

Es wurde mir dann ganz klar."
Pause
P.: „Ich wollte auch nicht mehr, ich war richtig angewidert."
Später
T.: „Sie haben es schon auf 3 geschafft. Was müssen Sie tun, um z.B. auf 4 zu kommen?"
P.: „Ich muss die Behandlung zu Ende bringen."
Pause
P.: „Dann will ich mit meiner Frau sprechen und schauen, wie es weitergehen kann."

Die Skalenfrage bringt den Patienten in Bewegung. Er sieht, was er geschafft hat und was als nächstes kommen kann. Dabei schauen wir auf die Ressourcen, was kann helfen, wer unterstützt.

Die hier vorgestellten Fragen, gepaart mit der therapeutischen Haltung, stellen das Grundgerüst der Therapieform dar. Beides bedingt und ergänzt sich. Die Fragetechnik alleine bringt keinen Erfolg. Die therapeutische Haltung ist die „halbe Miete". „Lösungsorientierte Therapie" heißt, zum richtigen Zeitpunkt, im richtigen Kontext, die richtige Frage zu stellen. Fragen sind aber nicht alles. Genauso wichtig ist die Pause. Wir eilen nicht durch das Gespräch. Wir „nötigen" den Patienten zum Sprechen, indem wir nicht sprechen, wir lassen uns Zeit.

Es gibt noch einige ergänzende Fragen. Sie helfen, wenn man mit den bis jetzt erörterten Fragen nicht weiterkommt. Doch wir möchten darauf hinweisen, dass mit den wenigen Fragen und der grundsätzlichen anderen Haltung schon sehr viel gewonnen ist und eine Konzeptumstellung gelingen kann. Sie werden in nahezu allen Fällen mit den Fragen in Einzel- und Gruppengesprächen zurechtkommen.

Die Wunderfrage

Die Wunderfrage orientiert den Patienten auf einen zukünftigen Zustand, in dem das Problem gelöst ist. Es geht um die Schaffung einer Vision. Die Wunderfrage wird dann eingesetzt, wenn die Beschreibung der Ausnahmen nicht gelingt. Von entscheidender Bedeutung ist nicht, wie das angestrebte Ziel konkret aussieht, sondern vielmehr, woran der Patient merkt, dass er es erreicht hat. Die Veränderung der Wahrnehmung zu dem Zeitpunkt, wenn die Beschwerde nicht da ist, ist ein wichtiger Fokus, um eine Lösungstrance zu initiieren.

■ T.: „Während Sie schlafen, geschieht ein Wunder und das Problem, wegen dem Sie gekommen sind, ist gelöst. Da Sie geschlafen haben, wissen Sie nicht, dass dieses Wunder geschehen ist. Was werden die ersten kleineren Anzeichen sein, die Sie darauf hinweisen, dass ein Wunder geschehen und Ihr Problem weg ist?"
Pause (Kaum ein Patient kann spontan antworten, oft muss die Frage wiederholt werden.)
P.: „Ich werde mich anders fühlen."
T.: „Wie genau meinen Sie das?"
P.: „Wacher, aufgeräumter."
T.: „Was werden Sie anders machen, wenn Sie wacher und aufgeräumter sind?"

P.: „Anders? Nichts, ich glaube nichts. Ich gehe zur Arbeit. Ich geh'
ohne Frühstück in den Dienst. Esse dort, lese Zeitung und dann
erst beginnt der Dienst."
T.: „Wer wird der erste sein, der eine Veränderung bemerkt?"
P.: „Die Kollegen, alle, ich werde wie ausgewechselt sein."

Im weiteren Verlauf des Gespräches wird das genau untersucht, die
Einzelheiten werden sozusagen seziert. Es muss ganz klar werden,
woran der Patient merkt, dass er sein Ziel erreicht hat.
Die Wunderfrage beantwortet die Frage nach dem Ziel. Sie kann aber
auch bei einer unklaren Beschwerde dafür sorgen, dass diese
konkretisiert wird. Bei einer vagen Beschwerde bewirkt die
Wunderfrage Wunder, es wird deutlich, was der Patient loswerden will.

Alptraumfrage

Berg und *Reuss* haben neben der Wunderfrage die Alptraumfrage
entwickelt. Sie findet dann Anwendung, wenn weder das Suchen nach
Ausnahmen noch die Wunderfrage brauchbare Lösungen
hervorbringen.

▪ T.: „Angenommen, Sie haben heute – nachdem Sie sich schlafen
gelegt haben – mitten in der Nacht einen Alptraum. All die
Probleme, die Sie zu uns geführt haben, werden in diesem
Alptraum so schlimm, wie sie sie überhaupt nur werden können. Es
wäre ein Alptraum. Aber Alpträume werden nicht wahr. Was
würden Sie morgen früh als erstes bemerken, woran Sie
erkennen könnten, dass Sie in einem Alptraum leben?"

Der Alptraum wird untersucht und es wird danach gefragt, ob Teile des
Traumes sich bereits erfüllt haben. Danach wird wieder eine Brücke
zur Lösungsebene geschlagen:

▪ T.: „Was haben Sie bisher getan, damit der Alptraum nicht war
geworden ist?"

So gelingt es, selbst wenn Patienten keine Hoffnung sehen wollen und
Veränderung und Ausnahmen konkretisieren können, Ressourcen zu
fokussieren.

Stützende Fragen

Stützende Fragen wenden wir nicht sehr oft an. Das liegt nicht zuletzt
daran, dass wir mit den anderen Fragen meistens ans Ziel kommen.
Bei sehr niedergeschlagenen, depressiven Patienten hilft es, diese
Frage zur Anwendung zu bringen:

▪ T.: „Nachdem ich von Ihren schrecklichen Erfahrungen und der
Trinkgeschichte Ihrer Familie gehört habe, kann ich verstehen,
weshalb Sie meinen, dass nichts helfen wird. Sagen Sie mir, wie
Sie es schaffen, von Tag zu Tag weiterzumachen? Wie kommt
es, dass nicht alles viel schlimmer ist?"

Komplimente

Diese Fragen unterstellen dem Patienten einen Erfolg, den er nicht
erkennen kann. Eine solche positive „Schuldzuweisung" weist dem
Patienten die Verantwortung für positives oder hilfreiches Verhalten zu.

Dem Patienten, der gezwungenermaßen zur Behandlung kommt, sollte
man Komplimente machen. Ein Patient, der bis jetzt nur Kritik erfahren

hat (Arbeitgeber, Familie, Polizei), ist oft überrascht etwas „Angenehmes" zu hören, z.B. indem man die Anstrengung „gegen den eigenen Willen" in Therapie zu gehen, hervorhebt.
Das Kompliment kommt aber auch bei allen anderen Patienten zum Einsatz und wird im Zusammenhang mit den Feedbacks eingesetzt. Zuviel Kompliment lässt ein Gespräch unauthentisch werden, Lob verdient nur, was des Lobes würdig ist.

■ T.: „Ich finde es beachtenswert, dass Sie trotz Ihrer Vorbehalte zur Behandlung gekommen sind."

**Gesprächs-
unterbrechungen**

In unseren Gesprächen mit Patienten legen wir immer wieder Gesprächsunterbrechungen ein, um uns zu beraten. Leider steht uns im klinischen Alltag kein Team zur Verfügung wie im Brief-Familiy-Center. Die Unterbrechung ist ein nicht zu unterschätzendes Mittel. Auch als „Einzelkämpfer" in den Gesprächen auf Station nutzen wir das Mittel, um über den Verlauf nachzudenken und das weitere Gespräch vorzubereiten.

Zusammenfassung

Die Zusammenfassung ist ein wichtiges Instrument. Es ist ein ausführliches Feedback, zeigt noch einmal alle positiven Aspekte auf, präsentiert Ausnahmen, Muster und Lösungswege. Ziele werden noch einmal konkretisiert, der Patient für seine Bemühungen gelobt. Die Zusammenfassung ist nach einer Gesprächsunterbrechung obligatorisch. Eine Zusammenfassung endet mit einer Empfehlung, die zuweilen den Charakter einer Verordnung hat. In der Ambulanz ist eine Aufgabe die Regel. Auf der Station relativiert sich das sehr, eine Empfehlung hat sich aber auch hier bewährt, manchmal sogar gepaart mit einer Aufgabe. Viele empfinden die Unterbrechung befremdlich, zumal die Patienten den Gesprächsraum dazu verlassen. Es hat sich aber gezeigt, dass die Unterbrechung von den Patienten angenommen wird und das Ritual das Gespräch aufwertet.

Teamspaltung

Bei Paargesprächen, aber auch bei Einzelgesprächen, die sehr von den Anforderungen anderer abhängen, entstehen oft mehrere Lösungsansätze. Wir Therapeuten wollen uns nicht als Experten präsentieren und entscheiden, was gut und richtig ist. In einer Gesprächsunterbrechung treffen wir dann die Entscheidung, um mit unterschiedlichen Auffassungen in das Gespräch zurückzukehren. Die Entscheidung bleibt beim Klienten, er bleibt der Experte, er setzt die Ziele. Der Patient wird dann mit einer Beobachtungs- oder Verhaltensaufgabe aus dem Gespräch entlassen.
Auch der Einzeltherapeut hat die Möglichkeit der Spaltung, wenn er „zwei Herzen" in sich präsentiert. Die letzte Variante ist auf Station eher anzutreffen und kann sogar in den Gruppen angewendet werden. Das setzt beim Therapeuten einige Erfahrung voraus, weil er in der Gruppe keine Gesprächspause nutzen kann.

ZIELE IN DER LÖSUNGSORIENTIERTEN THERAPIE

Patienten brauchen unbedingt Erfolgserlebnisse und das Gefühl voranzukommen. Die Ziele, die der Patient sich setzt, müssen klein genug sein, um sie auch erreichen zu können. Sie müssen entsprechend den Lebensumständen realistisch sein. Ziele müssen in einer positiven, die Aktivität fördernde Sprache formuliert werden. Sie sollen Auskunft darüber geben, was der Patient tun wird, und nicht über das, was er nicht tun wird.

Indem wir über das nachdenken, was wir vermeiden wollen, müssen wir zuerst Vorstellungen der „verbotenen Tätigkeit" in uns entstehen lassen, um genau diese dann zu bekämpfen.

„Nichts ist appetitanregender als eine ärztlich verordnete Diät!"
Heinz Erhard

Wir wollen aber nicht bekämpfen, sonder tun, was funktioniert.
Wir suchen nach Unterschieden, die einen Unterschied machen.

Der Patient bestimmt das Behandlungsziel.

Um die Ziele erreichen zu können, ist eine Identifikation mit dem Ziel erforderlich. Insofern ist es ganz klar, dass wir nur Ziele erörtern können, die sich der Patient selber setzt.
Das heißt, dass wir den Bezugsrahmen des Patienten akzeptieren müssen. Er entscheidet, ob und wie er weiter trinkt. Abstinenzmotivation als Voraussetzung für eine Behandlung ist nicht länger tragbar. Es geht nicht darum, was wir für richtig und angemessen halten oder wir für uns in Anspruch nehmen würden.
Ziele müssen ökologisch gestaltet werden. Das heißt, bestimmte Verhältnisse oder Veränderungen müssen von der Mitwelt getragen werden, sie müssen sozial, wirtschaftlich, kulturell und ethisch realisierbar sein. Sie müssen in das Lebenssystem des Patienten integrierbar sein. (siehe 13. Grafiken, Modell der Veränderung)

Ein Verhalten, ein Umstand, eine immer wiederkehrende Situation, die als problematisch eingeschätzt wurde, muss sich annehmbar verändert haben. Dies ist der Fall, wenn z.B. jemand sein Trinkverhalten in für ihn annehmbarer Weise verändert hat.

oder:

Ein Verhalten, ein Umstand, eine immer wiederkehrende Situation, die mit dem Attribut „problematisch" interpretiert wird, wird nicht mehr so betrachtet.

Ein Beispiel:
Nehmen wir an, ein Partner einer Beziehung beklagt den Umstand, dass seine Partnerin darauf besteht, häufig alleine etwas zu unternehmen. So kann dahingehend eine Lösung gefunden werden, das der Patient das Verhalten, das er bisher als problematisch betrachtet hat, anders interpretiert.

Viele sehen darin einen Minimalismus und glauben, dass Therapie unendlich schwer ist, insofern müssen Lösungen auch kompliziert sein. Sie müssen so komplex sein wie das Problem. Aber schon die Beschreibung des Problems ist nur eine Beschreibung von etwas, eine Konstruktion, sozusagen eine Karte von einer sicher komplexen Landschaft. Um eine Lösung zu finden, müssen wir nicht die ganze Landschaft umpflügen, Berge versetzen, Flüsse zuschütten. Mit einer Lösung streben wir nicht die Schaffung einer neuen Landschaft an, wir entwickeln eine Karte, die jemanden von „A" nach „B" bringt. Wenn sie von Flensburg nach Freiburg fahren, müssen sie keine Kenntnis von allen Begebenheiten des durchfahrenden Landes haben. Es reicht, wenn sie wissen, welche Autobahn sie fahren müssen, wo die Auffahrt ist und wo sie herunterfahren müssen. Manchmal ist es sogar noch viel einfacher, wenn sie mit der Bahn fahren.
William von Ockham sagte dazu: „Führe niemals komplexe Beschreibungen ein, wenn es einfache auch tun." (*de Shazer*, 1999, p 168)

Ein erster Schritt

· Eröffnen Sie das Gespräch mit einer lösungsorientierten Frage: „Was können wir für Sie tun?"
· Schauen Sie, was die Patienten Nützliches tun, suchen Sie nach Ausnahmen von der Beschwerde.
· Fragen Sie nach Veränderung vor Sitzungsbeginn.
· Fragen Sie nach Ausnahmen.
· Arbeiten Sie den Unterschied zwischen Beschwerde und Ausnahme sehr genau heraus, sezieren Sie die Situation, seien Sie genau, fördern Sie die Ausnahmen durch positives Feedback in einer Zusammenfassung.
· Wenn nötig lassen Sie sich die Beschwerde noch einmal ganz genau erklären. Trennen Sie Probleme.
· Wenn nötig lassen Sie sich die Ausnahme noch einmal Schritt für Schritt erläutern.
· Gibt es keine Ausnahme, dann konstruieren Sie eine hypothetische Lösung, stellen Sie die Wunderfrage.
· Arbeiten Sie den Unterschied heraus, was funktioniert wie oder was könnte wie funktionieren, woran wird der Patient es merken, woran merkt es die Mitwelt.

· Fragen Sie danach, woran der Patient merken wird, dass die Behandlung erfolgreich ist.
· Formulieren Sie Ziele.
· Checken Sie die Ziele.
· Suchen Sie nach Dingen, die helfen können.
· Nutzen Sie Gesprächsunterbrechungen.
· Nutzen sie Zusammenfassungen.

Übersicht

De Shazer hat für die „Lösungsorientierte Therapie" ein Expertensystem (Computerprogramm) entwickelt. Wesentlicher Bestandteil des Systems ist die Zentralkarte. Diese Karte gibt eine gute Übersicht über die einzelnen Schritte des Gesprächs und die Interventionsnotwendigkeiten. Wir arbeiten mit dieser Zentralkarte und finden darin Hilfe. Das war Grund genug für uns sie hier abzudrucken ohne weiter darauf eingehen zu wollen. (siehe 13. Grafiken, Zentralkarte a und b)

DER THERAPEUT IN DER LÖSUNGSORIENTIER-TEN THERAPIE

Was die Patienten von der Therapie wollen und wie Patienten Erfolg und Fortschritt in der Therapie bewerten, wird sich häufig von dem unterscheiden, wie Therapeuten Erfolg und Fortschritt bewerten.

Der Patienten ist der Experte, er bestimmt das Ziel. Der Therapeut wird zum Lehrling, soll das Verhalten des Patienten studieren, das am besten geeignet ist, um eine Lösung daraus zu konstruieren.

Alle Kompetenz, die für eine Lösung erforderlich ist, ist in dem Patienten, ist in seiner Erfahrung vorhanden. Die eigentlichen Experten sind die Patienten, das heißt, die Rolle der Therapeuten ändert sich radikal. Sie sind nicht mehr die Wissenden.

Diese Grundhaltung ist für manche Therapeuten am Anfang irritierend. Sie werden aber schnell motiviert, weil die Rückmeldung der Patienten positiv ist. Die Patienten fühlen sich in ihrer Kompetenz gewürdigt und geachtet.

Widerstand beim Patienten

In fast allen Fällen haben wir den Widerstand selbst dadurch erzeugt, dass wir uns so verhalten, als ob wir besser wüssten, was für Patienten gut ist.

Widerstand können wir vermeiden, indem wir uns als Ziel setzen, dem Patienten zu helfen, Neues zu wählen, statt ihn dazu zu bewegen, Altes wegzulassen.

Die Einzelgespräche laufen nach dem oben beschriebenen Muster ab. Oft müssen wir auf die Patienten zugehen, weil sie von sich aus keine Beschwerde formulieren und insofern auch kein konkretes Ziel haben. Es sind häufig Patienten, die nach einem medizinischen Notfall zu uns gekommen sind und sich Zähne knirschend auf die Behandlung eingelassen haben. Oder es sind Patienten, die dem Druck Dritter nachgeben und nach entsprechender Intervention unsererseits ihre Haltung nicht verändern und absichtslos bleiben (Besucher). Die „Lösungsorientierte Therapie" würde hier empfehlen sich besuchen zu lassen und den Patienten anschließend verabschieden. Der klinische Alltag sieht da ganz anders aus. Die Entgiftung ist noch nicht abgeschlossen, die körperlichen Beschwerden lassen eine Entlassung noch nicht zu.

Hier nutzen wir die Möglichkeit der Gruppengespräche und der Informationsgruppe. Sie sind im Wesentlichen lösungsorientiert oder lehnen sich an das Konzept von *Miller* und *Rollnick* an. Motiviert durch die Gruppe (Gruppen sind Pflicht) kommen Patienten dann ggf. in die Einzelgespräche und entdecken für sich weitere Möglichkeiten.

Die Methode nach *Miller* und *Rollnick* setzen wir ergänzend ein. Hier können wir das Problem erörtern, Diskrepanz entwickeln, beraten und raten.

Die Methode kommt allen Kollegen entgegen, die sich mit der „Lösungsorientierten Therapie" nicht so auseinandersetzen wollen oder können und stellt eine gute Alternative dar, die Erfolg in Aussicht stellt.

8. Motivierende Gesprächsführung

Patienten kommen häufig mit ambivalenten Gefühlen zu uns in die Behandlung.
Sie fürchten die Konfrontation mit ihren Problemen und die Konsequenzen der Veränderung.
Angst und Ratlosigkeit machen hilflos, das kann die Abwehr gegen ihre Behandlung und Therapeuten verstärken.
Deshalb ist es wichtig, den Patienten zu unterstützen, sein Ich zu stärken, zu ermutigen und seine Ressourcen zu aktivieren.

Der Erstkontakt mit dem Patienten ist von entscheidender Bedeutung für den Verlauf einer Therapie.
Der Behandlungsstil beeinflusst weitestgehend die Motivation und den Therapieverlauf des Patienten.
Der Patient soll sich in seinem Leiden ernst und angenommen fühlen.
Ziel ist es, eine Situation zu schaffen, die motiviert, Lust macht an die Aufgaben und die daraus resultierenden Veränderungen heranzugehen.

Motivation als Zustand

James Proschka und *Carlo DiClemente* entwickelten ein Modell mit sechs Stadien zur Veränderung.
Es handelt sich dabei um einen inneren Zustand, der von äußeren Faktoren beeinflusst wird. (*Miller* und *Rollnick*, 1999, p 31)

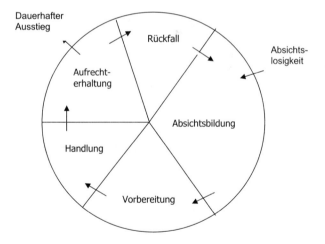

Seit der Arbeit nach dem „Lösungsorientierten Ansatz" teilen wir, je nach Veränderungsbereitschaft der Patienten, diese in drei Typen: den Besucher, den Klagenden und den Kunden (siehe Kap. „Lösungsorientierte Therapie").
Besucher können zu Klagenden werden, Klagende zu Kunden. Aber auch das Verweilen in einem Typen ist möglich, obwohl er Veränderungsstrategien nutzt.

Auch der Rückfall wird als „normales" Ereignis gesehen. Er wird nicht bewertet, dem Patienten nicht vorgeworfen.
Ein Rückfall ist auf dem Weg zur Abstinenz sehr wahrscheinlich.
Wir sehen es als Chance, als Versuch mit dem Patienten ein anderes Ziel zu bearbeiten.

MI	Absichts-losigkeit	Absichts-bildung	Vorberei-tung	Handlung	Aufrecht-erhaltung	Rückfall
LöT	Besucher	Klagender		Kunde		

Stadium der Absichtslosigkeit

Im *Stadium der Absichtslosigkeit* sind die Patienten häufig fremdmotiviert. Sie kommen auf Anraten der Angehörigen, Arbeitgeber oder durch einen richterlichen Beschluss zur Beratung oder zur stationären Entgiftung.
Ein Problembewusstsein ist noch nicht vorhanden. Sie glauben, alle anderen hätten ein Problem, nur sie selbst nicht.
Um die Möglichkeit einer Veränderung zu entwickeln, sind Informationen und Rückmeldungen wichtig.
Insoo Kim Berg und *Steve deShazer* beschreiben diesen Typ von Patienten als Besucher.

Stadium der Absichtsbildung

Das *Stadium der Absichtsbildung* ist gekennzeichnet durch Problembewusstsein und Ambivalenz.
Der Patient schwankt zwischen dem Wunsch etwas zu verändern, aber auch alles so zu belassen, wie es ist. Sie wünschen sich eine suchtspezifische Beratung.
Hier ist es wichtig, einen Anstoß zur Veränderung zu geben. In dieser Phase kann eine motivierende Gesprächsführung von großem Nutzen sein.
Dieser Typ von Patienten wird von *Insoo Kim Berg* und *Steve deShazer* als Klagender beschrieben. Sie wissen, dass sie ein Problem haben, haben aber kein Ziel und keine Strategie zur Lösung.

Stadium der Vorbereitung

Im *Stadium der Vorbereitung* denken Patienten ernsthaft über eine Veränderung nach.
Patienten wünschen eine Änderung, wissen aber nicht wie.
Die Aufgabe des Beraters ist mit dem Patienten gemeinsam, eine realistische, akzeptable und effektive Veränderungsstrategie für den Patienten zu finden.
In dieser Phase sollte der Patient aktiv werden, es bestehen gute Aussichten zur Aufrechterhaltung des Prozesses.
Bleibt der Patient passiv, fällt er ins Stadium der Absichtsbildung zurück.

Handlungsstadium

Im *Handlungsstadium* werden vom Patienten konkrete Schritte zur Veränderung unternommen.
Die Veränderungen müssen konkret und für den Patienten sichtbar sein.

Stadium der Aufrechterhaltung

Im *Stadium der Aufrechterhaltung* ist es wichtig, diesen Zustand zu stabilisieren und einem Rückfall entgegenzuwirken.
Mit dem Patienten geeignete Strategien zu entwickeln, dass er diese im Alltag einsetzen kann, ist Aufgabe des Therapeuten.

Rückfall	Bei einem *Rückfall* sollte der Patient nicht in diesem Stadium stagnieren, sondern in das für ihn angemessene Stadium wieder „eintreten".

Bei einem *Rückfall* sollte der Patient nicht in diesem Stadium stagnieren, sondern in das für ihn angemessene Stadium wieder „eintreten".
Ein Rückfall ist sehr wahrscheinlich und sollte als normal betrachtet werden.
Die Aufgabe des Therapeuten ist es, den Patienten dahingehend zu motivieren, die Veränderung wieder aufzunehmen, Ressourcen, Lösungsstrategien und Ziele nicht aus dem Auge zu verlieren.
Die letzten der genannten Stadien werden bei *Insoo Kim Berg* und *Steve deShazer* als Kunde bezeichnet.

Motivation als Verhaltenswahrscheinlichkeit

Therapeuten neigen schnell dazu, den Patienten in „motiviert" und „nicht motiviert" einzuteilen.

Patient gilt als „motiviert"	Patient gilt als „nicht motiviert"
Übereinstimmung mit dem Berater	dem Berater nicht zustimmen
Akzeptieren der durch den Berater genannten Diagnose	die Diagnose oder Beurteilung des Beraters nicht akzeptieren
Ausdrücken eines Wunsches oder Bedürfnisse nach Hilfe	keinen Behandlungswunsch ausdrücken
Beunruhigung über den eigenen Zustand	von ihrer momentanen Situation nicht betroffen scheinen
Befolgen der Empfehlungen des Beraters	der Empfehlung des Beraters nicht folgen

Die Aufgabe des Beraters ist es, die Wahrscheinlichkeit einer Veränderung bei dem Patienten zu erhöhen, indem sie gemeinsam das angestrebte Verhalten einer Realitätsprüfung unterziehen.

Effektive Motivierende Strategien

Miller und *Rollnick* fassen acht motivierende Strategien zusammen:

Ratschläge geben

Veränderungsprozesse können beschleunigt werden, wenn Ratschläge im rechten Augenblick und im angemessenem Ton gegeben werden.
Ratschläge sollten:
· das Problem identifizieren
· erklären, warum Veränderung bedeutsam ist
· eine Veränderung nahe legen.

Der Patient ist eher zur Veränderung bereit, wenn man ihm einen sehr konkreten Vorschlag zur Veränderung gibt.
Z.B. wenn man ihm genau sagt, wann und wo Selbsthilfegruppen sind, Ort und Zeit von Sprechstunden und ggf. vorher Kontakt aufnimmt.

Hindernisse entfernen

Wichtig für die Aufrechterhaltung eines Prozesses ist es, Hindernisse aus dem Weg zu räumen. Therapeut und Patient sollten solche Hindernisse genau benennen und versuchen diese zu beseitigen.
Ein *praktisches Hindernis* kann zum Beispiel die Kinderbetreuung sein.
Hier könnte die Therapiezeit so abgesprochen werden, dass eine Kinderbetreuung möglich ist.
Hindernisse können aber auch *innere Einstellungen* sein, zum Beispiel, dass die Veränderungen ungünstige Konsequenzen haben, da

Angehörige das Problemverhalten als normal betrachtet haben.

Hier wäre es eine Möglichkeit, den Patienten nochmals nach seiner Motivation zur Behandlung zu kommen zu fragen, ihm dabei die Sicherheit zu geben, dass für ihn die eigene Einschätzung maßgeblich ist.

Alternativen bereithalten	In der Beratung soll versucht werden, die Wahlmöglichkeiten von Lösungsstrategien zu erweitern. Dies mindert den Widerstand und erhöht die Veränderungsmotivation. Mangelnde Möglichkeiten, der Druck nur zwischen wenigen Möglichkeiten zu wählen, baut Widerstände im Patienten auf, da er leicht das Gefühl bekommt, fremdbestimmt zu werden.
Anreize verringern	Es ist von entscheidender Betdeutung, herauszufinden, was einen Anreiz zum derzeitigen Verhalten gibt (z.B. das Konflikttrinken). Um den Veränderungsprozess zu fördern, ist es wichtig, negative Anreize zu verringern. Eine Möglichkeit wäre, negative Konsequenzen stärker in das Bewusstsein des Patienten zu bringen sowie die positiven Erfahrungen bei Verhaltensänderung zu imaginieren. Aber auch das soziale Umfeld und die Beziehungsqualität spielen eine entscheidende Rolle. Ein Angehöriger, der seine Sorge einfühlsam mitteilt und Hilfe bei der Veränderung anbietet, erreicht den Patienten eher als einer, der das Problem ignoriert. Die Möglichkeit, dass sich ein Patient in den Veränderungsprozess begibt, ist wahrscheinlicher.
Empathie zeigen	Unter Empathie verstehen wir eine spezifische und lernbare Fähigkeit, die Mitteilungen anderer Menschen und ihrer (nonverbalen) Bedeutungsinhalte mittels aktiven Zuhörens zu verstehen, unabhängig davon, ob man selbst schon ähnliche Erfahrungen gemacht hat. (*Miller* und *Rollnick*, 1999, p 41) Der Therapeut ist sensibel für jede Äußerung. Er behandelt den Patienten mit Respekt und Wärme.
Rückmeldung geben	Für den Patienten sind Rückmeldungen entscheidend für seine Motivation. Eine klare Einschätzung über die aktuelle Situation, den Stand der Dinge, Laborwerte oder Risiken seines Verhaltens können ihn in seinem Veränderungsprozess positiv beeinflussen. Rückmeldungen über die derzeitige Situation sind auch wichtig für die Zielformulierung.
Ziele klären	Ziele sollten klar und deutlich formuliert werden. Sie sollten für den Patienten realistisch und erreichbar sein (Strategie der kleinen Schritte). Nicht zu vernachlässigen sind die Vorstellungen des Patienten, was für ihn akzeptabel und normal ist. Hilfen, z.B. Ratschläge, können den Prozess günstig beeinflussen.
aktiv helfen	Therapeutische Initiative und die Sorge um einen Patienten können aktive Hilfe bedeuten (Der Therapeut ruft in einer Nachsorgeeinrichtung an, da die Hemmschwelle des Patienten dort anzurufen zu groß ist.). Aber auch das positive und engagierte Interesse werden als aktive Hilfe beschrieben.

Aktive Hilfe ist in vielen Fällen besser als therapeutische Abstinenz.
(*Miller* und *Rollnick*, 1999, p 43)

Diese Strategien in der richtigen Mischung anzuwenden ist Aufgabe
des Therapeuten und bedarf einer gewissen Fertigkeit.

**Was ist
motivierende
Gesprächsführung?**

Patienten kommen zu uns, da sie eine Veränderung in ihrem Verhalten erfahren möchten. Sie suchen Hilfe. Nur allzu oft erfahren sie im Alltag Ablehnung.

Das Dilemma ist, dass Patienten häufig nicht aus ihrem verteufelten Kreislauf herauskommen.

Hauptmerkmal der motivierenden Gesprächsführung ist es, den Patienten zu unterstützen. Beratungen sollten in einer entspannten, angenehmen Atmosphäre stattfinden.

Der Therapeut sollte sich dem Patienten nicht überordnen. Der Patient sollte nicht alles gehorsam machen, was der Therapeut rät, wenn es ihm eigentlich widerstrebt.

Ein gleichwertiger, respektabler Umgang beider Seiten ist eine sinnvolle Beziehung und fördert eine gute Voraussetzung für die motivierende Gesprächsführung.

Gerade im Erstkontakt kann dies von entscheidender Bedeutung sein.

■ „Guten Tag, schön das Sie den Weg zu uns gefunden haben.
     Was kann ich für sie tun?"

Der Therapeut sollte dem Patienten unterstützend begegnen.

Es ist Aufgabe des Therapeuten, den Patienten neue, bessere Erfahrungen in Aussicht zu stellen, statt auf der negativen Vergangenheit „herumzureiten".

Sich einzulassen auf den Veränderungsprozess, ist letzten Endes die Aufgabe des Patienten.

**Fünf Prinzipien
motivierender
Gesprächsführung**

Die Frage ist nicht *„Warum"* möchte ein Patient etwas in seinem Leben verändern, viel wichtiger ist die Frage *„Wie"* kann er eine Veränderung erfahren.

Miller und *Rollnick* beschreiben fünf Prinzipien der motivierenden Gesprächsführung.

Empathie ausdrücken

Durch das Einfühlen in die Problematik des Patienten fühlt er sich akzeptiert und ernst genommen.

Der Therapeut versucht, durch aktives Zuhören den Patienten mit seinen Vorstellungen und Gefühlen zu verstehen. Das heißt aber nicht, dass der Therapeut mit den Vorstellungen des Patienten übereinstimmen muss.

■ „Das ist ein schwerwiegendes Problem, welches Sie mir da geschildert haben. Ich kann verstehen, dass Sie Angst hatten herzukommen."

Diskrepanz entwickeln

Diskrepanz entwickeln heißt, dem Patienten sein derzeitiges Verhalten bzw. seinen Lebensstil zu verdeutlichen und dies seinen Lebenswünschen (Zielen) gegenüberzustellen.

Dadurch werden die „Schattenseiten" seines Verhaltens deutlicher und er stellt sein Verhalten in Frage.

Besteht der Wunsch nach Veränderung, sollte der Patient die Argumente selbst finden und begründen.

■ „Ziehen Sie einmal Bilanz. Wie ist es? Wie könnte es sein?"

Beweisführung vermeiden	Es ist kontraproduktiv, wenn der Therapeut versucht, dem Patienten die Notwendigkeit zur Veränderung nachzuweisen, obwohl der Patient einer anderen Meinung ist. Dies kann zu Widerstand führen. Merkt ein Therapeut, dass er bei dem Patienten auf Widerstand stößt, sollte er seine Interventionen ändern. Der Therapeut sollte Vorwürfe vermeiden.
Den Widerstand aufnehmen	Widerstände des Patienten müssen aufgenommen werden. Mit ihnen zu arbeiten bedeutet, sie in eine andere Blickrichtung zu lenken. Wichtig ist es herauszufinden, worin der Widerstand besteht. Wo rüttelt er an alte Erfahrungen? Wiederstand hindert an der Weiterarbeit. ■ „Mir scheint hier ein Knoten zu sein, den wir noch nicht auflösen können. Haben Sie eine Vorstellung, was auf Ihrer Seite für Hinderungsgründe vorhanden sind?" Kann der Widerstand nicht aufgedeckt werden, sollte er über einen anderen Weg umgangen werden. Der Therapeut schreibt keine neuen Sichtweisen oder Ziele vor, sondern ermutigt den Patienten, Ideen und Impulse genauer zu betrachten. Die Perspektive ändert sich. Patienten sind die eigentlichen Meister bei der Lösung ihrer Probleme. ■ „Wie kann die neue Situation Ihrer Meinung nach aussehen. Stellen Sie sie sich vor, malen Sie sie aus. Und dann lassen Sie uns schauen, was möglich ist."
Selbstwirksamkeit fördern	Zuversicht in die eigenen Kräfte der Patienten stärkt die Bereitschaft zur Veränderung. Der Therapeut sollte den Patienten dahingehend unterstützen, dass er die Fähigkeiten und Ressourcen mit Hindernissen umzugehen nutzt. Nur der Patient kann das Erforderliche zur Veränderung tun, der Therapeut kann ihm aber stets vermitteln, dass er ihm unterstützend zu Seite stehen wird und kann ihm Fortschritte spiegeln. ■ „Sie haben den ersten Schritt hierher getan. Das ist eine gute Voraussetzung, und ich glaube, Sie haben die Fähigkeiten weiterzumachen."

PHASE I: MOTIVATION ZUR VERÄNDERUNG AUFBAUEN	Patienten in dieser Phase befinden sich häufig im Stadium der Absichtslosigkeit oder Absichtsbildung. Deshalb ist davon auszugehen, dass Patienten einer Veränderung ambivalent gegenüberstehen. Hier ist es wichtig, Bereitschaft zur Veränderung aufzubauen und zu festigen. Gerade der Erstkontakt kann für den weiteren Verlauf der Therapie entscheidend sein.

Das Erstgespräch

Die Frage-Antwort-Falle	Hierbei werden Fragen gestellt, die ggf. nur mit „ja" oder „nein" beantwortet werden können. Das kann durch einen vorher ausgefüllten Fragebogen vermieden werden. Längere Antworten scheinen fehl am Platz. Hier bietet sich keine Gelegenheit die Gründe des Patienten zur Veränderung zu erfahren. Es ist ratsam offene Fragen zu stellen und aktiv zu zuhören. So kann nicht das Bild des passiven Patienten und aktiven Therapeuten aufkommen.
Die Konfrontations-Verleugnungs-Falle	Aus den geschilderten Informationen des Patienten folgert der Therapeut Probleme und spiegelt diese dem Patienten wider und rät ihm zur Veränderung. Der Patient reagiert mit Abwehr, negiert oder bagatellisiert sein Problem. Es ist wichtig, die andere Seite, den Beweggrund zur Therapie zu kommen, zu sehen und anzusprechen. Aktiv zuhören ist auch hier entscheidend.
Die Expertenfalle	Die Expertenfalle lässt den Patienten glauben, dass der Therapeut für all seine Probleme und Anliegen eine Lösung bereit hat. Ist das der Fall, erhält der Patient keine Gelegenheit sich selbst in seiner Situation und seiner Ambivalenz zu erkennen. Nur zu schnell kann es passieren, dass der Therapeut Lösungen vorschlägt und „verordnet".
Die Etikettierungs-Falle	Eine weitere Falle, indem der Therapeut dem Patienten eine Diagnose abverlangt, indem er, der Patient, seine Abhängigkeit eingestehen soll. Dies hat Diskussionen zur Folge. Der Patient fühlt sich unwohl und eingegrenzt. Das kann man umgehen, in dem man wichtige Argumente widerspiegelt und umformuliert.
Die Vorzeitige-Eingrenzungs-Falle	Therapeuten neigen dazu, das Problem auf den Alkoholkonsum und daraus resultierende Probleme zu fokussieren, was Widerstand bei den Patienten hervorruft. So ist es wahrscheinlich, dass Patient und Therapeut verschiedene Problemfelder sehen und bearbeiten möchten, was Kampf und Widerstand erzeugt. Den Anliegen des Patienten gilt das Hauptaugenmerk und es sollte mit ihnen begonnen werden zu arbeiten.
Die Schuld-Falle	Die Frage wer Schuld an den Problemen hat, endet häufig mit einer Schuldzuweisung, die den Patienten in Rechtfertigungssituationen bringt. Die Schuldfrage ist in der Therapie nicht von Bedeutung. Aufgabe des Therapeuten ist es, dieses dem Patienten zu vermitteln.

Der Gesprächsbeginn	Unterschiedliche Beweggründe lassen Patienten in die Therapie kommen. So unterschiedlich sind auch ihre Erwartungen, Hoffnungen und Ängste. Durch das geringe Selbstwertgefühl, das Patienten oft haben, kommen sie in die Therapie und „erwarten" regelrecht so behandelt zu werden, wie sie es im Alltag erfahren, mit Schuldzuweisungen, Kritik an ihnen, Belehrungen. Aber auch angeleitet, befragt und geheilt zu werden sind Erwartungen des Patienten. In der ersten Begegnung sollte dem Patienten der Ablauf der Therapie mit ihren Schwerpunkten erklärt werden, denn das verhilft ihm zur Klarheit gegenüber eigenen, teils beängstigenden Erwartungen und gibt ihm etwas mehr Sicherheit. Folgende Informationen sollten darin enthalten sein: · Der zur Verfügung stehende Zeitraum. · Eine Erklärung zur eigenen Rolle und zu Zielen. · Eine Beschreibung der Rolle des Patienten. · Einige Details, die zu berücksichtigen sind. · Eine offene Frage. (*Miller und Rollnick*, 1999, p 81)
Fünf Strategien für die Anfangsphase	
Offene Fragen stellen	Ein respektvoller Umgang und eine vertrauensvolle Atmosphäre sind Grundvoraussetzungen für eine gute Therapie. Die Patienten können selbst bestimmen, was sie zu welchem Zeitpunkt preisgeben, und sie verlassen damit eine altbekannte Rolle, nämlich die desjenigen, der sich immer rechtfertigen muss. Damit wird auch der immer wachsame Widerstand abgebaut. ■ „Schön, dass Sie den Weg zu uns gefunden haben. Was kann ich für Sie tun?" ■ „Sie machen sich Sorgen. Erzählen Sie mir davon." Der Patient spricht und der Therapeut hört zu, indem er dem Patienten das Gefühl gibt, an dem, was er sagt, teilzuhaben. Gerade bei ambivalenten Patienten (Absichtslos, Absichtsbildung) empfiehlt es sich, Fragen zu stellen, die beide Seiten - das Für und Wider -, in Verbindung bringen. ■ „Sie sagen, Sie trinken zu viel Alkohol, möchten zurzeit mit dem Trinken nicht aufhören. Erzählen Sie mir bitte, was ist gut, wenn Sie trinken? Was ist nicht gut, wenn Sie trinken?"
Aktiv zuhören	In Abständen fasst der Therapeut die Äußerungen, so wie er sie verstanden hat zusammen, dabei versucht er, die verschlüsselten Mitteilungen des Gesagten zu entschlüsseln, und fragt ihn ausdrücklich, ob er alles richtig verstanden hat. Das macht den Patienten vom vormals Abgeurteilten zum Partner. Die Mitteilung des Patienten wird sinngemäß geprüft. Der Patient wird ermutigt, mehr über sich zu erzählen. Um ein Gespräch in Fluss zu halten, reichen manchmal die

Wiederholungen von ein oder zwei Worten, das Gesagte kann mit neuen Worten wiedergegeben werden.
Aber auch Vermutungen, über das, was der Patient nicht gesagt hat, können geäußert werden.
Besonders wichtig im Sinne vom aktiven Zuhören sind selbstmotivierende Aussagen zu reflektieren.

■ „Wenn ich richtig verstanden habe, dann möchten Sie schon etwas an ihrem Problem ändern, wissen aber nicht so richtig, wo Sie anfangen sollen."

Bestätigen

Zustimmung zu Entschlüssen oder Verhalten des Patienten stärken ihn.

■ „Sie haben einen wesentlichen Schritt geschafft, als sie hierher kamen und sich für eine Therapie entschieden haben."

Zusammenfassen

Das Zusammenfassen kann das vom Patienten Gesagte verstärken und zeigt, dass der Therapeut aktiv zugehört hat.
Gerade bei selbstmotivierenden Aussagen kann es sehr hilfreich und wichtig sein.
Beim Zusammenfassen können Widersprüchlichkeiten deutlich gemacht werden, Vor- und Nachteile können gleichzeitig verglichen werden.
Es ist Entscheidung des Therapeuten, was er zusammenfasst.
Zu Beginn einer jeden Sitzung ist es ratsam, den Stand mit wenigen Worten zusammenzufassen.

Selbstmotivierende Aussagen hervorrufen

Es ist Aufgabe des Patienten, die Motivation für eine Verhaltensänderung zu begründen.
Gerade in der Anfangsphase ist ein Patient ambivalent. Hier eignet es sich bezüglich der selbstmotivierenden Aussagen, direkte offene Fragen zu stellen.
Selbstmotivierende Aussagen werden, nach *Miller* und *Rollnick*, in vier Kategorien eingeteilt:

Problembewusstsein

1.*Problembewusstsein*
Dem Patienten wird bewusst, dass er Probleme hat, und er äußert sie.

■ P.: „Ich trinke zu viel."
   T.: „Welche Probleme haben Sie wegen des Alkoholkonsums bekommen?"

Besorgnis über Probleme

2. *Besorgnis über Probleme*
Zeigen sich auch über die nonverbale Kommunikation.

■ P.: „Mit dem Trinken mache ich alles kaputt."
   T.: „Was glauben Sie wird passieren, wenn Sie weiter trinken?"

Veränderungsabsicht

3. *Veränderungsabsicht*
Sie können direkt oder indirekt geäußert werden.

■ P.: „Ich muss mit dem Trinken aufhören."
   T.: „Welche Vorteile würde das Verringern Ihrer derzeitigen Trinkmenge für Sie bedeuten?"

Zuversicht	**4. Zuversicht** Selbstmotivierende Aussagen zur Veränderung werden geäußert. ▪ P.: „Ich kann es schaffen mit dem Trinken aufzuhören." T.: „Was lässt Sie glauben, dass sich etwas verändert, wenn Sie mit dem Trinken aufhören?" *Miller* und *Rollnick*: „Diese vier Kategorien von Aussagen umfassen kognitive (Erkenntnis, Zuversicht), affektive bzw. emotionale (Sorge) und verhaltensbezogene (Veränderungsabsicht) Dimensionen eines Veränderungsprozesses. Aus unserer Sicht bedeutet jede Aussage dieser Art einen kleinen Ausschlag der Waage in Richtung Veränderung." (*Miller* und *Rollnick*, 1999, p 92) Der Therapeut sollte die Aussagen des Patienten durch aktives Zuhören bestärken. Wichtig ist, das der Therapeut das anerkennt, was der Patient sagt. Er kann ihn damit zu weiteren Aussagen ermutigen. Um so viele Informationen als möglich zu sammeln, eignet sich die Frage: „Was sonst noch?" ▪ „Warum glauben sie noch, dass Sie mit dem Trinken aufhören sollten?" Eine Zusammenfassung der selbstmotivierenden Aussagen, kann hilfreich sein, um den Prozess zu strukturieren. Um selbstmotivierende Aussagen beim Patienten zu fördern, gibt es noch folgende Möglichkeit.
Die Entscheidungs-Waage	Veränderungsbereitschaft tritt ein, wenn subjektiv empfundene Nachteile die subjektiv empfundenen Vorteile überwiegen. Es empfiehlt sich eine Liste mit Vor- und Nachteilen bezüglich des Alkoholkonsums zu erstellen und zu vergleichen. Je größer die Diskrepanz, desto höher die Veränderungsbereitschaft. Dies Auflistung verdeutlich dem Patienten das Ausmaß von positiven und negativen Faktoren.
Ausführliche Darstellung	Um die Bedeutung einer Motivation zu verstärken, sollte der Patient ausführlicher darüber berichten. Das kann zur Folge haben, dass noch mehr selbstmotivierende Aussagen getroffen werden.
Extreme benutzen	Dies kann bedeuten, dass der Therapeut den Patienten nach seiner größten Sorge und seinen unangenehmsten Konsequenzen befragt. So können Notwendigkeiten einer Veränderung verdeutlicht werden. ▪ „Was wäre das Schlimmste, was passieren könnte?"
Zurückschauen	Der Patient wird gebeten, sich Situationen vorzustellen und zu beschreiben, in denen das Problem noch nicht oder nicht so extrem vorhanden war. ▪ „Es gab sicher Tage, an denen Sie nicht getrunken haben. Wie

war das, berichten Sie mir davon."

Nach vorn blicken

Hier soll der Patient erzählen, wie er sich eine andere, angenehmere Zukunft vorstellen kann. Eine Vision dessen, wie es später sein kann, können selbstmotivierende Äußerungen hervorrufen.

■ „Stellen Sie sich einmal vor, ihr Problem ist nicht mehr so gravierend. Wie könnte dann Ihre Zukunft aussehen?"

Ziele herausfinden

Hierbei sollte der Patient sich bewusst machen, wie er sein Leben lebenswert und sinnvoll erfährt. Daran anschließend soll er einerseits herausfinden, inwiefern sein derzeitiges Verhalten ihn hindert, sein Leben so befriedigend zu führen, anderseits vielleicht auch schon Phantasien entwickeln, womit er das behindernde Verhalten ersetzen könnte.

DIAGNOSTISCHE BEFUNDE NUTZEN	Für die Therapieplanung ist das Befundedarstellen ein wichtiger Bestandteil. Diagnostik dient der Beschaffung wichtiger Zusatzinformationen. Diagnostik sollte mit den Patienten besprochen werden.
Dimensionen der Diagnose	Im Folgenden werden Bereiche beschrieben, die bei einer umfassenden Diagnostik Bestandteil sein sollten.
Alkohol-/ Drogengebrauch	Hier wird der Patient zu seinem Suchtmittelkonsum befragt. Hauptsächlich geht es darum, welche Substanzen er konsumiert. Durch gezielte Untersuchungen können auch Menge und Häufigkeit festgestellt werden.
Probleme in anderen Lebensbereichen	Unabhängig davon, welche Probleme der Alkoholkonsum brachte, werden problematische Entwicklungen allgemein im Leben des Patienten erfragt, sie genauer zu beleuchten ermöglicht die Einflüsse äußerer Faktoren auf die Therapie abwägen zu können.
Das Abhängigkeits-syndrom	Ein Abhängigkeitssyndrom liegt vor, wenn die in Kapitel 2 unter der Überschrift „Abhängigkeit" genannten Kriterien erkennbar sind. Für den Therapieverlauf kann der Grad der Abhängigkeit von Bedeutung sein.
Funktionale Analyse	Hier geht es um die positive Auswirkung des Alkohols. Welchen Anreiz hat er auf das derzeitige Verhalten des Patienten. Priorität wird hier auf das „Warum" gelegt. In welchen Situationen konsumiert der Patient, mit welchen Folgen. Dies lässt die Bedeutung des Konsums deutlicher werden. Eine weitere wichtige Frage ist: Wie sehr ist der Patient psychisch von seiner Droge abhängig? Dies soll sicherstellen, ob der Patient andere Möglichkeiten hat, um ohne sein Suchtmittel zurechtzukommen.
Neuropsychologische Effekte	Schädigungen des Gehirns sind die Folge von Alkoholmissbrauch. Neuropsychologische Tests dienen zur Bestimmung der kognitiven Beeinträchtigung des Patienten. Werden Beeinträchtigungen mit dem Patienten reflektiert, können sie einen Antrieb zur Veränderung bedeuten. Kognitive Beeinträchtigungen können bei Abstinenz reversibel sein.
Familienanamnese	Die Wahrscheinlichkeit ein Alkoholproblem zu entwickeln kann auch „genetisch" bedingt sein. Vor diesem Hintergrund sollte nach Suchterkrankungen in der Familie gefragt werden. Aber auch die Informationen über andere psychische Störungen in der Familie stellen einen wichtigen Aspekt dar.
Andere psychologische Probleme	Partnerschaftsprobleme, Angststörungen, Depressionen und soziale Kompetenzdefizite, um nur einige zu nennen, können in Verbindung mit dem Suchtmittelkonsum stehen. Viele dieser Probleme gehen unter Abstinenz zurück oder verringern sich in ihrer Intensität. Die o.g. Störungen treten bei Abhängigen häufiger auf als bei nicht Abhängigen, deshalb sollte gezielt nach ihnen gefragt werden.

Umfassende Diagnostik	Warum eine umfassende Diagnostik? Einer der o. g. Punkte schließt die anderen nicht zwangsläufig ein oder aus. Durch das Wissen über diese Bereiche ist es dem Therapeuten eher möglich einzuschätzen, wo Beeinträchtigungen zu sehen sind. Für die Therapie bedeutet es, dass ein für den Patienten optimales und für ihn relevantes Programm schneller erarbeitet werden kann. Fortschritte können eher beurteilt und festgehalten werden. Für die Veränderungsbereitschaft kann die Rückmeldung eventueller Problembereiche von Bedeutung sein.
Die Einschätzung der Motivation	
Entscheidungswaage	Veränderungsbereitschaft tritt ein, wenn subjektiv empfundenen Nachteile, die subjektiv empfundenen Vorteile überwiegen. Es empfiehlt sich eine Liste mit Vor- und Nachteilen bezüglich des Alkoholkonsums zu erstellen und zu vergleichen. Je größer die Diskrepanz, desto höher die Veränderungsbereitschaft. Diese Auflistung verdeutlicht dem Patienten das Ausmaß von positiven und negativen Faktoren.

Veränderungsbereit-schaft	Der Patient kann direkt nach seiner Veränderungsbereitschaft befragt werden.
	Miller und *Rollnick* geben folgende unterschiedlichen Themen vor:
	(1) die persönliche Einschätzung seines Wunsches nach Veränderung
	(2) der Glaube daran, dass Veränderungen möglich sind
	(3) der Glaube an die eigenen Fähigkeiten, Veränderungen
	    herbeizuführen
	(4) die erklärte Absicht, künftig bzw. innerhalb eines bestimmten
	    Zeitraums etwas zu verändern.
	(*Miller* und *Rollnick*, 1999, p 109)
	
	Dies Themen überschneiden sich mit selbstmotivierenden Äußerungen, sind aber gerade in der Anfangsphase von wichtiger Bedeutung.

Persönliches Feedback	Diagnostische Befunde sollten dem Patienten in einfühlsamer Weise widergespiegelt werden. Es geht nicht darum, dem Patienten seine Abhängigkeit zu beweisen oder gar Druck auf ihn auszuüben. Die Ergebnisse sollten ihm erklärt, pathologische Laborbefunde mit Normalwerten verglichen werden. Es bieten sich viele Möglichkeiten, nach Reflexion der Befunde, selbstmotivierende Äußerungen des Patienten zu wecken. Die Reaktion des Patienten nach einer solchen Rückmeldung sollte aufgenommen und ihm wiedergegeben werden. Auch auf nonverbale Reaktionen sollte eingegangen werden. Aktives Zuhören ist auch hier vom Therapeuten gefordert. Abschließend, ist die Rückmeldung von Befunden beendet, sollte eine Zusammenfassung gegeben werden.

Folgende drei Aspekte sollten darin enthalten sein:
(1) Risiken und Probleme, die durch die Diagnostik offenbar wurden,
(2) die Reaktion des Patienten auf die Rückmeldung, einschließlich der selbstmotivierenden Äußerungen; und
(3) eine Aufforderung an den Patienten, die Zusammenfassung zu ergänzen oder zu korrigieren.
(*Miller* und *Rollnick*, 1999, p 112)

DER UMGANG MIT WIDERSTAND **Die Rolle des Therapeuten**	„Der Widerstand des Patienten ist ein Problem des Therapeuten." (*Miller* und *Rollnick*, 1999, p 113) In der motivierenden Gesprächsführung sollte der Widerstand von Therapeuten weitestgehend vermieden werden. Er sollte die Grenzen des Patienten erkennen und einhalten, denn werden diese überschritten, wird der Patient frustriert, es kommen Zweifel an den eigenen Fähigkeiten auf und er wird entmutigt. Eine Beratung wird umso besser verlaufen, je geringer der Widerstand ist. Es gilt immer wieder den Beratungsstil zu überprüfen und ggf. zu korrigieren. Gerade in der Anfangsphase ist es wichtig, dem Widerstand offen zu begegnen, das heißt ihn ansprechen. Das setzt aktives Zuhören voraus.
WIDERSTAND ERKENNEN	Ein Patient kann aktiven oder passiven Widerstand leisten. Der aktive ist als solcher leicht zu erkennen, da in der Regel eine Ablehnung geäußert wird oder der Patient, der sich in die Enge gedrängt fühlt, mit Aggressionen reagiert. Der passive Widerstand ist latent und daher schwerer aufzudecken. Er mag sich darin äußern, dass der Patient zu spät kommt oder die Sitzung „vergessen" hat, er unkonzentriert wirkt oder sich fadenscheinig äußert. Dieses könnte der Patient als Zufall deuten, doch auch hier ist es Aufgabe des Therapeuten, den Widerstand aufzudecken und zu thematisieren. Tritt Widerstand auf, stagniert der Patient in seinem Veränderungsprozess.
Argumentieren	(1) Argumentieren: Der Klient stellt die Genauigkeit, Fachkenntnis, oder Integrität des Therapeuten in Frage. (1a) *Herausfordern*: Der Klient bezweifelt unmittelbar die Richtigkeit dessen, was der Therapeut gesagt hat. (1b) *Misstrauen*: Der Klient stellt die Autorität und Erfahrung des Beraters offen in Frage. (1c) *Feindseligkeit*: Der Klient drückt offene Feindseligkeit gegenüber dem Therapeuten aus.
Unterbrechen	(2) Unterbrechen: Der Klient unterbricht den Therapeuten in einer abwehrenden Haltung. (2a) *Ins Wort fallen*: Der Klient fängt an zu reden, während der Therapeut noch spricht, ohne eine angemessene Pause oder das Ende abzuwarten. (2b) *Abbrechen*: Der Klient unterbricht den Therapeuten mit der offensichtlichen Intention, dem Therapeuten das Wort abzuschneiden (z.B.: „... jetzt warten Sie einen Moment. Ich habe nun genug darüber gehört.").
Ablehnen	(3) Ablehnen: Der Klient drückt seinen Widerwillen aus, Probleme zu erkennen, zu kooperieren, Verantwortung zu übernehmen oder Rat anzunehmen. (3a) *Anklagen*: Der Klient beschuldigt andere wegen seiner Probleme. (3b) *Widersprechen*: Der Klient lehnt eine Überlegung des Therapeuten ab, ohne einen konstruktiven Gegenvorschlag zu machen. Das impliziert auch das übliche ja, aber..., das zum Ausdruck

bringt, was an dem Vorschlag nicht in Ordnung ist.

(3c) *Entschuldigen*: Der Klient entschuldigt sein Verhalten.

(3d) *Bagatellisieren*: Der Klient behauptet, dass er sich nicht in Gefahr befindet (z.b. verneint er die Gefahren des Trinkens).

(3e) *Herunterspielen*: Der Klient drückt aus, dass der Therapeut die Risiken und Gefahren übertreibt, und dass alles in Wirklichkeit „nicht so schlimm sei".

(3f) *Pessimismus*: Der Klient macht allgemeine Äußerungen über sich oder andere, die pessimistisch oder negativistisch klingen.

(3g) *Ablehnung*: Der Klient drückt Distanz und Widerwillen in Bezug auf eine Information oder einen Rat aus.

(3h) *Widerwillen gegenüber Veränderung*: Der Klient äußert keinen Bedarf oder sogar Widerwillen gegenüber einer Veränderung.

Ignorieren	(4) <u>Ignorieren:</u> Der Klient macht den Eindruck, als ignoriere er den Therapeuten.

(4a) *Unaufmerksamkeit*: Die Reaktion des Klienten zeigt, dass er dem Therapeuten nicht gefolgt ist oder unaufmerksam war.

(4b) *Nichtantwort*: Der Klient beantwortet die Frage des Therapeuten mit einer Äußerung, die nichts mit der Frage zu tun hat.

(4c) *Keine Reaktion*: Der Klient gibt keine hörbare oder nonverbale Antwort auf die Frage des Therapeuten.

(4d) *Ablenken*: Der Klient ändert die vom Therapeuten verfolgte Gesprächsrichtung.

(nach: *Chamberlain et al.*, 1984)

Strategien im Umgang mit Widerstand

Einfache Reflexion

Eine einfache Wiedergabe von dem, was der Patient gesagt hat, reicht oft aus, um den Fokus des Gesagten zu verschieben.

Überzogene Reflexion

Das Gesagte wird dem Patienten ein wenig überzogen reflektiert.

Spott sollte vermieden werden, darauf könnte der Patient mit Widerstand reagieren.

Durch die Reflektion erhält der Patient die Möglichkeit, Abstand zu seiner Perspektive zu gewinnen, und kann die andere Seite betrachten.

Reflexion der Ambivalenz

Ambivalenz drückt sich in doppelten, sich widersprechenden Aussagen aus. Ein „aber" verbindet diese Äußerungen.

Um Ambivalenz zu verdeutlichen, muss ggf. auf frühere Gesprächsinhalte zurückgegriffen werden.

Den Fokus verschieben

Neu fokussieren bedeutet immer, den Blick vom Hindernis wegzuführen und ihn Umwege wahrnehmen lassen.

Zustimmung mit einer Wendung

Es geht darum dem Patienten eine grundsätzliche Zustimmung zu signalisieren, aber mit einem Zusatzargument sein Spektrum oder sogar seine Perspektive zu erweitern.

Persönliche Entscheidungsfreiheit und Selbstkontrolle betonen	Patienten, die sich in ihrer Entscheidungsfreiheit eingeschränkt fühlen, reagieren mit Widerstand. Sie fühlen sich in ihrer Autonomie beschnitten. Hier muss dem Patienten überzeugend gesagt werden, dass er allein die Entscheidungen trifft. ■ „Sie allein entscheiden, ob und wann Sie in eine Therapie gehen."
Umformulieren und anderes beleuchten	Diese Intervention ist angezeigt, wenn ein Patient sein Problem negiert. Die Informationen des Patienten werden neu interpretiert. So können sie aus einer anderen Blickrichtung betrachtet werden.
Zum Umgang mit nicht Eingehaltenen Terminen	Motive der Ablehnung können Abneigung dem Therapeuten gegenüber oder Ambivalenz zur Veränderung sein. Aber auch wenn ein Patient beginnt den Therapeuten zu mögen, kann es zu Abbrüchen kommen. Der Patient möchte dem Therapeuten Enttäuschungen ersparen, z. B. bei einem Rückfall oder bei nicht eingehaltenen Aufgaben. Ganz gleich welchen Grund ein Patient hat, er soll mit Achtung und Würde behandelt werden. Es ist auch ratsam, wenn der Therapeut Kontakt zu dem Patienten aufnimmt. In jedem Fall sollte der Therapeut dem Patienten verdeutlichen, dass er mit ihm weiterarbeiten möchte und in dem, was er tut, unterstützt.
Das Drama der Veränderung	Widerstand kann aber auch Sinn machen. Voraussetzung dafür ist eine stabile, funktionierende Beziehung zwischen Patient und Therapeut. Beziehungsarbeit hat Vorrang. Zeigt der Patient in der Therapie Widerstand, zeugt es davon, dass er in einem Veränderungsprozess ist. Wie schon in der Lösungsorientierten Therapie beschrieben: „Wenn etwas nicht funktioniert, mach etwas anderes." (*Insoo Kim Berg*) Wenn etwas nicht funktioniert, kann es sich auch in Form von Widerstand zeigen.

PHASE II:
SELBSTVERPFLICH-
TUNG ZUR
VERÄNDERUNG
STÄRKEN

Die Bereitschaft zur
Veränderung
erkennen

Kommt ein Patient in die Therapie, steht an erster Stelle der Aufbau einer Veränderungsbereitschaft. Das kann ein langer Prozess sein. Es gibt verschiedene Eintrittsstadien in die Veränderungsbereitschaft. Wenn Veränderungsbereitschaft zu erkennen ist, beginnt die Phase der Selbstverpflichtung.
Das Erkennen dieses Übergangs ist von entscheidender Bedeutung. Spürbar wird die Veränderung zur Bereitschaft durch weniger Widerstand, Entschlossenheit zur Veränderung und Fragen diesbezüglich. Der Patient entwickelt Visionen, wie das Leben nach einer Veränderung aussehen kann und äußert Selbstmotivation.
Der Patient zeigt Bereitschaft zur Veränderung, hat sich aber noch nicht entschlossen, aktiv zu werden. Die Strategien müssen gewechselt werden.
Hier setzt die Stärkung zur Selbstverpflichtung ein.
Es ist Aufgabe des Patienten, aktiv zu werden. Der Therapeut ist der Begleiter.

Risiken in Phase II

Die Ambivalenz
unterschätzen

Patienten äußern Bereitschaft zur Veränderung und unternehmen auch Schritte zur Veränderung. Ihnen ist aber noch nicht klar, wie es weitergehen soll, welche Schritte folgen. Therapeuten sollten nicht voreilig und zu schnell auf Umsetzung von Veränderungsideen bestehen.

Unangemessene
Verordnung

Das heißt, der Therapeut diktiert dem Patienten einen Plan, den dieser gar nicht akzeptiert.
Ein Weiterkommen ist nur dann gewährleistet, wenn der Patient selbst entscheiden kann und dafür die Verantwortung übernimmt.

Mangelnde Lenkung

Es ist wichtig, einen Weg zu finden, der den Patienten unterstützt. Die Aktivität muss beim Patienten bleiben und darf nicht vom Therapeuten übernommen werden. Aber auch Vorsicht vor zu straffen Vorschriften ist geboten.
In dieser Phase ist es Aufgabe, die Bereitschaft des Patienten in eine Veränderungsplan einzuführen und seine Selbstverpflichtung zur Umsetzung zu stärken.

Zusammenfassung

Der derzeitige Therapiestand bildet den Einstieg in die Phase II.
Der Therapeut fasst die Situation des Patienten zusammen; dabei wiederholt er auch alle vom Patienten erklärten Gründe zur Veränderung, ebenso übernimmt er auch unkommentiert die Ambivalenzen.

Eine Einschätzung der Situation in Punkten der Übereinstimmung kann sehr hilfreich für die weitere Therapie sein. Der Patient bekommt das Gefühl, verstanden zu werden.

Schlüsselfragen

In dieser Phase empfehlen sich Schlüsselfragen, die sich aus der vergangenen Exploration für die Veränderung vom alten, unbefriedigenden zu einem neuen Verhalten ergeben.

■ „Welchen der Schritte, die Sie als Möglichkeit oder Notwendigkeit gesehen haben, möchten Sie als nächstes gehen?"

■ „Welche Hindernisse können sich Ihnen dabei in den Weg stellen?"

Der Therapeut begegnet den Patienten mit aktivem Zuhören auf offen gestellte Fragen, die in dieser Phase sehr entscheidend sind. Selbstmotivierende Äußerungen sollten gestärkt, die Gedanken des Patienten geordnet werden.
Der Patient wird nicht dirigiert, er behält die Eigenverantwortung und Entscheidungsfreiheit. Der Therapeut stützt ihn dabei, das Vorhaben nach seinen realen Möglichkeiten zu prüfen.

Information und Ratschlag

Der Patient steht an der Schwelle einer Veränderung. So kann es passieren, dass er nicht weiß, wie er was machen kann, oder hat Einwände.
Hier ist es erforderlich, im angemessenen Verhältnis - nicht zu viel, aber auch nicht zu zögerlich - Ratschläge oder Informationen zu geben.
Der Therapeut kann aber auch das Bedürfnis nach Rat und Information aktiv anregen.

Einen Plan aushandeln

Aus den letzten drei beschriebenen Punkten erwächst ein Veränderungsplan.
Jetzt geht es darum mit dem Patienten einen Plan zu entwerfen. Darin werden Ziele und Veränderungsalternativen festgelegt.

Ziele festlegen

Die Ziele sollen klar formuliert und realistisch sein.
Entscheidend ist, dass der Patient seine Ziele bestimmt. Stimmen diese Ziele mit denen des Therapeuten nicht überein, kann er - der Therapeut - seine Vorstellungen schildern, aber sie dem Patienten nicht aufzwingen. Dieses Vorgehen kann Widerstand erzeugen.
Vorrang haben die Ziele des Patienten, welche ihm am wichtigsten erscheinen. Sollten sie unerreichbar sein, wird er die Erfahrung selbst machen und sie neu bestimmen/definieren.

Ein Beispiel für Nicht-Übereinstimmung geben *Miller* und *Rollnick* anhand der Frage von totaler Abstinenz, welcher der Therapeut wünscht, versus dem nicht total abstinent leben wollenden Patienten.
„*Miller* und *Page* (1991) haben drei Alternativen zur sofortigen Abstinenz beschrieben:
(1) ein abgesprochener Zeitraum versuchsweiser Abstinenz
(2) ein schrittweiser auf Abstinenz zulaufender Prozess und
(3) ein Zeitraum der versuchsweisen Reduktion."
(*Miller und Rollnick*, 1999, p 134)

Langfristige, globale Ziele sollten im Auge behalten werden. Diese können die Motivation fördern.
Es ist in jedem Stadium wichtig zu überprüfen, wie realistisch, das heißt, der aktuellen Situation des Patienten entsprechend, die Ziele sind. Möglicherweise entdeckt der Patient Hindernisse.
Das richtige, dem Patienten entsprechende, Ziel ist gefunden, wenn er sich eine Umsetzung dessen vorstellen kann.
Veränderungsalternativen abwägen.

Veränderungsalter-nativen abwägen	Ist ein Ziel festgelegt, stellt sich die Frage, wie kann es erreicht werden. In der Literatur gibt es, so *Miller* und *Rollnick*, eine Vielzahl von unterschiedlichsten Behandlungsansätzen. Es ist ratsam, mit dem Patienten mehrere Strategien zu besprechen. So hat er die Wahl und kann sich die für ihn in Frage kommende Strategie auswählen, was wiederum seine Motivation fördert. Er sollte mit seinem Entschluss für einen bestimmten Weg warten, bis alle möglichen Strategien besprochen wurden. Sollte ein Versuch zum angestrebten Ziel zu gelangen fehlschlagen, so ist das ein Zeichen, dass es noch nicht der richtige Weg war und sollte kein Grund zur Besorgnis sein. Dem Patienten muss verdeutlicht werden, dass ein Rückfall auf dem Weg der Abstinenz dazugehört.
Einen Veränderungsplan erstellen	Sind die Veränderungsalternativen besprochen, kann hierzu ein Plan erstellt werden. Es empfiehlt sich, dafür die Aussagen des Patienten zu dokumentieren. Folgende Punkte sollten berücksichtigt werden: · Hauptziele des Patienten · Gründe der Veränderung · Handlungsschritte mit Zeitpunkt · Erste Schritte · Personen, die unterstützen, und wie sie unterstützen · Welche positiven Ergebnisse erwartet werden. Zum Schluss fasst der Therapeut die Punkte nochmals zusammen.

Finale

Selbstverpflichtung herstellen	Der Patient muss nun dem Plan, den der Therapeut für ihn zusammengefasst hat, zustimmen. Nachdem der Plan darauf überprüft wurde, ob die Durchführung beim Patienten Widerstände hervorrufen könnte, wird der Patient aufgefordert, sich zu entscheiden, welche Schritte zur Veränderung er sofort in Angriff nehmen wird. Personen, die zur Umsetzung des Planes behilflich sein können, sollten mit in ein Gespräch einbezogen werden. Je klarer der Plan geäußert wird, umso besser kann der Patient Unterstützung und Hilfe von anderen Menschen erfahren.
Übergang zum Stadium der Handlung	In diesem Stadium werden konkrete Schritte zur Veränderung umgesetzt. Ist ein Patient sich noch nicht sicher, sollte er nicht zu Veränderung gedrängt werden. Er sollte eher bestärkt werden, dies klar zu äußern. Bedenken sollten nochmals besprochen werden.

Die Abhängigen kommen mit Problemen zu uns.
Um ein effektives Gespräch führen zu können, ist es ratsam, das
Gespräch mit offenen Fragen zu beginnen.

**Das Problem
ansprechen**

■ „Schön, dass Sie den Weg zu uns gefunden haben, was kann
ich für sie tun?"

■ „Sie sagen, Sie trinken zu viel. Welche Vorteile bringt Ihnen
das Trinken?"

Der Therapeut sollte dabei authentisch sein, das heißt, er sollte normal
reden, die Körperhaltung entspannt sein. Die Fragen sollten in das
Gespräch ganz selbstverständlich einfließen.

Auch im Verlauf der Therapie kann es immer wieder zu Problemen
kommen.
Ein Problem könnte wie beschrieben der Widerstand sein. Es empfiehlt
sich auch in solchen Situationen das Problem direkt anzusprechen.

■ „Ich merke gerade einen Widerstand. Was hindert Sie im
Moment weiterzuarbeiten?"

So erhält der Patient die Möglichkeit sein Problem anzusprechen. Das
Problem was am Weiterarbeiten hindert, hat Vorrang und muss zuerst
bearbeitet werden.

Zeitmangel

Zeit ist ein kostbarer Bestandteil in der Therapie.
Kurzinterventionen sind daher vorteilhaft und können ebenso effektiv
sein.
Zeitdruck erhöht das Risiko der Konfrontation.
Bekommt der Patient das Gefühl, der Therapeut hat keine Zeit für ihn,
kann sich ein Widerstand aufbauen und die Bereitschaft zur
Veränderung vermindern.

**Über Gefühle
sprechen**

Gefühle sind ein normaler Teil des Veränderungsprozesses. Die
Äußerung von Gefühlen sind jedoch nicht notwendig für einen positiven
Verlauf der Behandlung.
Es ist jedoch wichtig über Gefühle zu sprechen, wenn sie dem
Veränderungsprozess dienen.

■ „Sie weinen, was macht Sie gerade traurig?"

Leben im Chaos

Das Suchtproblem scheint nur eins unter vielen zu sein. Ein Problem
zieht das andere nach sich. Es ist ein scheinbar nicht zu
durchbrechender Kreislauf.
Versucht der Therapeut nur ein Problem herauszuarbeiten, glauben die
Patienten oft, der Therapeut würde sie nicht verstehen.
Aktives zuhören und ein Zusammenfassen der Situation ist hilfreich
und spiegelt dem Patienten sein „chaotisches Leben" wider.
So erhält er die Möglichkeit, selbst zu hören, wie komplex alles ist und
nur ein schrittweise Vorgehen Veränderung schaffen kann.

■ „Ich kann verstehen, dass Sie so reagiert haben. Ihre Frau
schimpft, die Kinder hören nicht auf Sie, der Arbeitgeber
droht Ihnen mit Kündigung.

	Was glauben Sie, welche Rolle spielt dabei für Sie der Alkohol?"
Ablenken	Ablenken zeugt nicht unbedingt von Widerstand.
	Manche Patienten neigen dazu, sehr weitschweifig zu erzählen, da sie glauben, der Therapeut würde dann das Problem besser verstehen.

■ „Ich glaube, dass dieser Teil nur ein Punkt ist. Was ist Ihnen
sonst noch aufgefallen?"

In diesem Fall, empfiehlt es sich den Fokus zu verändern.
Es ist ratsam, den Verlauf des Gespräches mit offenen Fragen
fortzusetzen.

ENTGIFTUNG

Miller und *Rollnick* geben zwei Bedenken, ob Motivierende
Gesprächsführung bei einer Entzugsbehandlung funktioniert.

1. Wie gut ist ein Klient während eines Entzuges in der Lage, auf
   motivierende Gesprächsführung einzugehen?
2. An welcher Stelle im Entzug sollte man am besten damit
   beginnen?

Sie beschreiben, dass Patienten während des Entzuges kognitiv
beeinträchtigt sind, was sich jedoch in den ersten Wochen der
Abstinenz wieder bessert.

Eine Veränderung scheint in der Entzugsphase besonders reizvoll.
Die motivierende Gesprächsführung sollte so früh wie möglich
beginnen.
Aus eigener Erfahrung können wir sagen, dass ein sofortiges Beginnen
mit motivierender Intervention/Beratung effektiv sein kann. Dies kann in
Gruppengesprächen, aber auch im Einzelkontakt passieren.
Die Aufenthaltsdauer ist in der Medizinischen Hochschule mit 14
Tagen begrenzt. Wir beginnen deshalb möglichst schnell, das heißt
schon am Tag nach der stationären Aufnahme mit „Motivierender
Gesprächsführung", wenn es der Zustand des Patienten erlaubt.
Ob es Auswirkung auf die Dauer der Abstinenz hat, wird derzeit
evaluiert.

9. Schlussbemerkung

Es liegt in der Natur der „Qualifizierten Entzugsbehandlung", dass in der kurzen Zeit nicht alle beschriebenen Aspekte der „Motivierenden Gesprächsführung" und des „Lösungsorientierten Ansatzes" bei allen Patienten zur Anwendung kommen.

Einen großen Teil der Behandlung legen wir in die Hand der „Nachbehandler".

Wir müssen auch davon ausgehen, dass viele unserer Patienten, vor allem die mit komorbiden Störungen, aus der Absichtslosigkeit nicht heraustreten und die Aufgaben der psychiatrischen Begleitung und häufigen Krisenintervention einen nicht geringen Teil unserer Aufgabe ausmachen.

10. GRUPPENMANUAL

Die Gruppe ist eine gute Möglichkeit, die Patienten zu erreichen, die ansonsten keinen Zugang zu einer Therapie finden. Die Gruppenteilnahme ist bei uns auf Station Pflicht, es ist sozusagen die Minimalvoraussetzung. Die Einzelgespräche sind eine zusätzliche Wahlmöglichkeit. Sie erhöhen die Möglichkeit einer Veränderung und werden durch ihre Freiwilligkeit zu einem „höherwertigen Angebot". Wahlmöglichkeit und Freiwilligkeit machen Veränderung wahrscheinlicher. Andererseits ist die Pflicht zur Gruppe (das gilt auch für Gruppenangebote anderer Berufsgruppen) ein wichtiges strukturgebendes Element, von dem sowohl die Patienten profitieren als auch die Behandler. Der Widerstand hinsichtlich der Gruppenteilnahme wird uns verziehen, weil ein Teil der Behandlung freiwillig ist und „man" nicht unbedingt dort hin muss.

Das Gruppenmanual ist eine Beschreibung der Intervention in Gesprächsgruppen. Wir stellen Ihnen Gruppenideen, Material und die grundsätzliche Interventionsrichtung vor. Um die Gruppen durchzuführen, benötigt es eine gründliche Auseinandersetzung mit der „Lösungsorientierten Therapie" nach *Insoo Kim Berg* und *Steve de Shazer* und der „Motivieren Gesprächsführung" nach *Miller* und *Rollnick*

Unsere Interventionstechniken lassen sich immer aus den oben beschriebenen Methoden ableiten.

Die Fragen und Regeln der Einzelgespräche gelten auch in den Gruppen, das Gleiche gilt für den Fokus. In den Gruppen werden bestimmte Fragen zum Gruppenthema und in einer Moderationsstruktur didaktisch aufbereitet präsentiert.

Für die Informationsgruppe finden Sie in der Anlage zusammengestellte Vorträge mit Folien und Arbeitsblättern. Die Vorträge verlangen von dem Berater Kenntnisse in der Moderationstechnik, die wir hier natürlich nicht beschreiben konnten.

Anfang und Ende der Gruppen haben wir nicht im Detail beschrieben. Wir halten es nicht für sinnvoll, die Gruppen zu sehr zu ritualisieren. Jeder Berater sollte seine Möglichkeiten entwickeln und sich individuell präsentieren.

INFORMATIONSGRUPPE

ZIEL DER GRUPPE

Die Patienten sollen in der Gruppe über Art und Umfang der Erkrankung informiert werden. Sie erhalten Information über die Therapiephasen, medikamentöse Behandlung, Rückfallrisiko und Rückfallprophylaxe und Information zum Hilfssystem.

VERLAUF DER GRUPPE

Das umfangreiche Material lässt eine Vielzahl von Gruppen zu. Der Schwerpunkt ergibt sich aus der Gruppensituation. Die Vorträge werden offen gestaltet, Diskussion und Fragen sind erwünscht, Erfahrungen der Teilnehmer wichtige Ergänzungen.

MATERIAL

· Vortrag zur Alkoholkrankheit (Zahlen, Hintergründe, Erklärung zur Krankheit, Behandlung, Therapiesystem)
· Vortrag zum Rückfall (Entstehung, Verlauf, Bedeutung, Behandlung, Strategien, Rückfallvertrag)
· Vortrag zu Selbsthilfegruppen (unterschiedliche Gruppen, die 12 Schritte der AA's).
Die einzelnen Vorträge liegen in der Anlage mit Folien, Metaplan und Arbeitsblättern vor.

Folgende Filme bieten sich als Ergänzung an:
· „Haus Niedersachsen" (eine Therapieeinrichtung stellt sich vor)
· „Rückfall" (ein Film mit Günter Lamprecht zum Thema Rückfall)
· „Dunkle Tage" (ein Film über eine alkoholkranke Mutter und ihre beiden Kindern)
· „Delirium" (ein Film, der versucht die Hintergründe und Ursachen der Sucht zu erklären)
· „When a man loves a women" (der Film beschreibt die Lebenssituation einer alkoholkranken Mutter, ihre Beziehung zu Mann und Kindern und ihre Therapieversuche)
· „Der Weg ins neue Leben" (ein Film der Firma Merck zur Alkoholkrankheit)
· „Flaschenkinder" (der Film beschreibt die Folgen des Alkoholismus für Kinder von Alkoholkranken)
· „Die Zukunft heißt Heute" (Geschichte der Selbsthilfegruppen)
· „Burfly" (eine drastische Geschichte über einen Alkoholkranken und seine soziale Umgebung)

· TV
· Video
· Flipchart
· Filzschreiber, Kugelschreiber
· Klebepunkte
· Klebeband
· Klemmbretter
· kopierte Arbeitsblätter (siehe 11. Anlage zur Informationsgruppe)

RAUMGESTALTUNG

Je nach Bedarf mit einem Stuhlkreis oder einer Stuhlreihe.

DAUER

90 Min.

AUSNAHMEN

ZIEL DER GRUPPE

Wir gehen in der „Lösungsorientierten Therapie" davon aus, dass es immer eine symptomfreie Zeit, Ausnahmen vom Problem gibt. In der Gruppe suchen Sie diese Ausnahmen auf. In der Regel werden die Patienten meinen, dass es sich um einen Zufall handelt. Bei Ereignissen, von denen wir glauben, dass sie selten und unerwartet passieren, glauben wir nicht an ein Muster und halten den „Zufall" für den Urheber der Ereignisse. Treten Sie den Gegenbeweis an, suchen Sie ein Muster und empfehlen Sie dem Patienten mehr von dem zu tun, was funktioniert (siehe „Lösungsorientierte Therapie").

VERLAUF DER GRUPPE

Die Gruppe ist eine reine Gesprächsgruppe. Nach der Begrüßung der Patienten fragen Sie nach Ausnahmen. Erläutern Sie den Begriff.
· Wann ist das Problem, wegen dem sie bei uns auf Station sind, nicht vorhanden?
· Wann ist das Problem, wegen dem sie das Gespräch mit uns suchen, nicht vorhanden?

Wenn der Patient keine Veränderungsabsicht anspricht, überlegen Sie gemeinsam, woran er merkt, dass er ein Problem hat.
Wenden Sie sich dann wieder den Ausnahmen zu. Scheitert der Versuch, konstruieren Sie eine Ausnahme.
· Wie wäre es, wenn das Problem nicht vorhanden wäre?

Bleiben Sie hartnäckig, es gibt immer Ausnahmen vom Problem, oft werden sie nicht erkannt. Das trifft nicht nur auf den Patienten zu, sondern auch auf den Therapeuten. Seien Sie sehr genau, schon kleine Details sind wichtig.
Die wichtigste Frage in dem Zusammenhang ist die Frage:
· Wie machen sie das?

Trauen Sie sich, die Frage zu wiederholen. Arbeiten Sie die Situation genau heraus.
· Wie war das genau?
· Was haben Sie gedacht?
· Wie haben Sie das erlebt?
· Wie haben andere es erlebt?

Sprechen Sie die Sinne an. Wenn jemand z.B. bei Craving (Suchtdruck) viel von einem nichtalkoholischen Getränk getrunken hat, um die Situation kurzfristig zu bewältigen, fragen Sie ihn, wie er sich genau dazu entschieden hat (stille Aufforderung, lautes Selbstgespräch usw.) Fragen Sie ihn, wie das andere Getränk geschmeckt hat. Sie erreichen mit dieser Intervention eine Abwendung vom Problem, eine Konzentration auf Ressourcen und vorhandene Lösungsstrategien. Es entstehen Muster, die sich bewährt haben.
Beenden Sie die Sequenzen mit Aufgaben (Beobachtungsaufgaben, Verhaltensaufgaben).
Um die Gruppe durchzuführen, benötigen Sie gute Kenntnisse in der „Lösungsorientierten Therapie" (Fragetechnik, Grundannahmen) und Übung.

RAUMGESTALTUNG	Der Gruppenraum ist mit einem Stuhlkreis hergerichtet.
DAUER	90 Min.

VOR- UND NACHTEILE

ZIEL DER GRUPPE

In der Gruppe werden Vor- und Nachteile des Trinkens/Missbrauchs und Vor- und Nachteile einer Veränderung fokussiert und erörtert. Trinken/Missbrauch hat eine bisher nicht abwegige Funktion erfüllt, sie war vor dem Hintergrund der Person und der Ereignisse aus irgendeinem Grund berechtigt. Erörtern Sie nicht den Grund, stellen Sie in der Gruppe aber heraus, dass Trinken/Missbrauch nicht schuldhaft besetzte Charakterschwäche ist, sondern zum Teil sinnvolle Kompensation. Das Gleiche gilt für die Nachteile der Veränderung. Es ist nicht zwangsweise ein Segen sich zu verändern, sondern stellt auch Nachteile dar, die bei der späteren Zielformulierung bedacht werden müssen.

Bei der Betrachtung der Vorteile bewegen Sie sich in Richtung Motivsuche und Zielformulierung. Sie arbeiten zu dem Zeitpunkt an der Veränderungsabsicht, weniger an der Veränderungsbereitschaft.

VERLAUF DER GRUPPE

Nach der Begrüßung teilen Sie den vorbereiteten Fragebogen (siehe Anlage) samt Schreibunterlage und Kugelschreiber aus. Geben sie dem Patienten 10 Min. Zeit sich mit dem Ausfüllen zu beschäftigen. Anschließend beginnen Sie das Gespräch.

Um ein Gespräch zu fördern, vermeiden Sie jeden Patienten einzeln durchzusprechen. Besser ist es die 4 Items durchzuarbeiten.

Sie können die einzelnen genannten Items auf einem Flipchart zwischendurch zusammenfassen, nutzen Sie immer wieder das Feedback.

MATERIAL

· Arbeitsblatt Vor- und Nachteile
· Kugelschreiber
· Schreibunterlagen
· Flipchart
· Boardmarker

RAUMGESTALTUNG

Den Gruppenraum richten die Patienten her (Stuhlkreis).

DAUER

90 Min.

ANLAGE

Arbeitsblatt: „Vor- und Nachteile einer Veränderung"

VOR- UND NACHTEILE EINER VERÄNDERUNG

Nachteile der trinkenden Situation

- ☐ gesundheitliche Schäden
- ☐ finanzielle Abhängigkeit
- ☐ schlechtes Vorbild für die Kinder
- ☐ Beziehungsprobleme
- ☐ Verlust der Partnerschaft
- ☐ Verschwendung von Zeit
- ☐ Gefährdung/Verlust des Arbeitsplatzes
- ☐ Probleme mit Freunden
- ☐ hoher Kraftaufwand durch Verheimlichen
- ☐ Gefährdung/Verlust der Wohnung
- ☐ polizeiliche/gerichtliche Probleme
- ☐ Zunahme von depressiven Stimmungen
- ☐ Verlust der Selbstbestimmung
- ☐
- ☐
- ☐
- ☐
- ☐

Vorteile der trinkenden Situation

- ☐ Entspannung
- ☐ Verringerung von Angst
- ☐ Rausch
- ☐ soziale Kontakte
- ☐ Vergessen von Streit/Konflikten
- ☐ Unruhe abbauen
- ☐ abschalten
- ☐ mutig werden
- ☐ weniger Langeweile
- ☐ Genuss
- ☐
- ☐
- ☐
- ☐
- ☐

Vorteile einer Veränderung

- ☐ mehr Zeit für Familie
- ☐ weniger Geldprobleme
- ☐ zufriedene Partnerschaft
- ☐ besseres Lebensgefühl
- ☐ Zeit für Interessen
- ☐ Erhalt von Arbeitsplatz
- ☐ Erhalt von Wohnung
- ☐ Selbstbewusstsein
- ☐ besserer körperlicher Zustand
- ☐ Ansehen bei den Freunden
- ☐ mehr Kontakte
- ☐
- ☐
- ☐
- ☐
- ☐

Nachteile einer Veränderung

- ☐ Probleme/Verlust von Freunden
- ☐ weniger Entspannung
- ☐ mehr Angst
- ☐ Depressionen
- ☐ Druck mitzutrinken
- ☐ Gefährdung des Arbeitsplatzes bei langer Therapie
- ☐ Alleinsein
- ☐ weniger Genuss
- ☐
- ☐
- ☐
- ☐

DISKREPANZ ENTWICKELN

ZIEL DER GRUPPE

In der Gruppe werden Sie versuchen, eine Diskrepanz zwischen den Teilen des Lebens, die gut, und den Teilen des Lebens die nicht so gut laufen, zu entwickeln.

Mit Hilfe einiger Fragebögen wird der Patient seine Lebenssituation, seine Trinkgewohnheiten und die sich daraus ergebenen Konsequenzen näher untersuchen.

Der Fragebogen nach Rußland beschäftigt sich mit den Zeichen der Alkoholkrankheit.

Fragebogen II/Teil 2 beschäftigt sich mit dem Craving, den Trinkgewohnheiten und Trinksituationen.

Fragebogen III stellt die Dinge im Leben, die gut und schlecht laufen, gegenüber.

VERLAUF DER GRUPPE

Nach der Begrüßung der Patienten werden die Fragebögen ausgeteilt. Jeder Patient kann nun für sich und in aller Ruhe die Bögen I und II ausfüllen.

In der Aussprache lassen Sie die Patienten sprechen, hören Sie aktiv zu, beantworten Sie aufkommende Fragen. Es geht nicht um Konfrontation, sondern darum, die Erkenntnisse des Patienten zu spiegeln. Patienten, die eine Absicht gebildet haben, werden mit den Bögen keine Probleme haben, werden ihre Einsichten bestätigen und vertiefen. Patienten ohne Absichtsbildung werden sich konfrontiert sehen und mit den Antworten Mühe haben. Konfrontation schafft Widerstand, die Entwicklung von Diskrepanz möglicherweise Absichtsbildung.

Im zweiten Teil der Gruppe teilen Sie den Fragebogen III aus. Er beschäftigt sich mit den Dingen, die im Leben gut oder schlecht laufen, und stellt sie gegenüber. Die Patienten schließen sich zu kleinen Gruppen zusammen (3 Personen) und füllen die Bögen aus und beraten sich.

In der anschließenden Auswertung werden die Ergebnisse gemeinsam diskutiert. Durch die Kleingruppenarbeit wird die Konfrontation durch einen Therapeuten minimiert und die Patienten, die mit der Absichtsbildung Probleme haben, werden eher durch die Gruppen mit „bewegt".

MATERIAL

· Klemmbretter
· Kugelschreiber
· Fragebögen

RAUMGESTALTUNG

Der Gruppenraum ist mit einem Stuhlkreis hergerichtet. Möglichkeiten zur Kleingruppenarbeit sollten gegeben sein.

DAUER

90 Min.
möglicherweise zwei Gruppenstunden

ANLAGE

Arbeitsblatt:
· „Fragebogen nach Rußland"*
· „Fragebogen II/Teil 2"*
· „Fragebogen III"*

*nach: Merck KgaA/modifiziert von: Bernhard Häring und Bettina Baltin

75

FRAGEBOGEN NACH RUßLAND

FRAGEN	ja	nein
1. Leiden Sie in letzter Zeit häufig an Zittern der Hände?	O	O
2. Leiden Sie in letzter Zeit häufig an Brechreiz, besonders morgens?	O	O
3. Werden das Zittern und der Brechreiz besser, wenn Sie etwas Alkohol trinken (Drogen/Medikamente einnehmen)?	O	O
4. Leiden Sie in letzter Zeit an starker Nervosität?	O	O
5. Haben Sie in Zeiten erhöhten Alkoholkonsums (Drogen-/Medikamentenkonsum) weniger gegessen?	O	O
6. Fühlen Sie sich ohne Alkohol (Drogen/Medikamente) gespannt und unruhig?	O	O
7. Hatten Sie in letzter Zeit öfters Schlafstörungen oder Alpträume?	O	O
8. Haben Sie nach den ersten Gläsern (Drogen/Medikamente) ein unwiderstehliches Verlangen, weiterzutrinken?	O	O
9. Leiden Sie an Gedächtnislücken nach starkem Trinken (Drogen-/Medikamentenkonsum)?	O	O
10. Vertragen Sie weniger Alkohol (Drogen/Medikamente) als früher?	O	O
11. Haben Sie nach dem Trinken (Einnahme von Drogen/Medikamenten) schon einmal Gewissensbisse empfunden?	O	O
12. Haben Sie ein Trinksystem (Einnahmesystem) versucht (z.B. nicht vor bestimmten Zeiten trinken)?	O	O
13. Bringt Ihr Beruf Alkoholtrinken mit sich?	O	O
14. Hat man Ihnen an der Arbeitsstelle schon einmal Vorhaltung wegen Ihres Alkoholtrinkens (Drogen-/Medikamentenkonsums) gemacht?	O	O
15. Sind Sie weniger tüchtig, seitdem Sie trinken (Drogen/Medikamente konsumieren)?	O	O
16. Trinken Sie gern und regelmäßig ein Gläschen, wenn Sie alleine sind?	O	O
17. Haben Sie einen Kreis von Freunden und Bekannten, in dem viel getrunken wird (Drogen oder Medikamente konsumiert werden)?	O	O
18. Fühlen Sie sich sicher und selbstbewusster, wenn Sie Alkohol getrunken haben (Drogen/Medikamente haben)?	O	O
19. Haben Sie zu Hause oder im Betrieb einen kleinen versteckten Vorrat an alkoholischen Getränken (Drogen/Medikamente)?	O	O
20. Trinken Sie Alkohol (konsumieren Sie Drogen/Medikamente), um Stresssituationen besser bewältigen zu können oder um Ärger und Sorgen zu vergessen?	O	O
21. Sind Sie und/oder Ihre Familie schon einmal wegen ihres Trinkens (Drogen-/Medikamentenkonsums) in finanzielle Schwierigkeiten geraten?	O	O
22. Sind Sie schon einmal wegen Fahrens unter Alkoholeinfluss (Drogen-/Medikamente) mit der Polizei in Konflikt gekommen?	O	O

Jede mit „ja" beantwortete Frage wird mit einen Punkt bewertet.
Die Fragen 3, 6, 8 und 14 mit vier Punkten.
Bei einer Punktzahl von sechs und mehr liegt eine Alkoholgefährdung vor.

Wie stark war in den letzten 30 Tagen Ihr Verlangen nach Alkohol?

1	5	10

Ich hatte eine
starke
Abneigung
gegen Alkohol

Alkohol war
mir gleichgültig

Ich hatte große
Lust auf
Alkohol

Wie oft hatten Sie in den letzten 30 Tagen Verlangen nach Alkohol?

☐ durchgängig vom Aufstehen bis zum Einschlafen
☐ ungefähr alle 15 - 30 Min.
☐ ungefähr alle 30 - 60 Min.
☐ einmal pro Tag
☐ alle 2 - 3 Tage
☐ einmal in der Woche
☐ nur einmal
☐ nie

In welchen Zeiten oder Stimmungen gab es kein Verlangen nach Alkohol?

_____

_____

_____

_____

_____

_____

_____

_____

_____

_____

_____

_____

_____

Wie stark war in den letzten 30 Tagen Ihr Verlangen nach Alkohol?

Tageszeit	Verlangen nach Alkohol				Abstinenz?	
	gar nicht	sehr wenig	etwas	stark	ja	nein
früh am Morgen					☐	☐
morgens					☐	☐
mittags					☐	☐
nachmittags					☐	☐
früh am Abend					☐	☐
nachts					☐	☐
					☐	☐

Wie stark war in den letzten 30 Tagen Ihr Verlangen nach Alkohol?

Ort	Verlangen nach Alkohol				Abstinenz?	
	gar nicht	sehr wenig	etwas	stark	ja	nein
eigene Wohnung					☐	☐
Wohnung anderer					☐	☐
Gaststätte					☐	☐
Kiosk					☐	☐
öffentliche Plätze					☐	☐
sonstige					☐	☐
					☐	☐
					☐	☐
					☐	☐
					☐	☐
					☐	☐

In welchen Situationen und Stimmungen hatten Sie Verlangen nach Alkohol in den letzten 30 Tagen verspürt?

Stimmung/Situation	Verlangen nach Alkohol					Abstinenz	
	unbe-kannt	gar nicht	wenig	etwas	stark	ja	nein
wenn ich guter Stimmung war						☐	☐
wenn ich mich angespannt fühlte						☐	☐
wenn ich nicht schlafen konnte						☐	☐
wenn ich mich alleine oder einsam fühlte						☐	☐
wenn ich an ein schönes Rauscherlebnis zurückdachte						☐	☐
wenn ich abschalten wollte, um mich zu betäuben						☐	☐
wenn ich mich geärgert hatte oder wütend war						☐	☐
wenn ich es mir behaglich/gemütlich machen wollte						☐	☐
wenn ich Feierabend hatte						☐	☐
wenn ich mich herabgesetzt fühlte						☐	☐
wenn ich mir hilflos oder schwach vorkam						☐	☐
wenn ich auf einer Feier war, auf der getrunken wurde						☐	☐
wenn ich Ärger am Arbeitsplatz hatte						☐	☐
wenn ich mich depressiv fühlte						☐	☐
wenn ich Angst verspürte						☐	☐
wenn ich finanzielle Sorgen hatte						☐	☐
wenn etwas erfolgreich verlaufen war						☐	☐
wenn ich Probleme mit mir nahe stehenden Menschen hatte						☐	☐
wenn ich unsicher war und mich nicht entscheiden konnte						☐	☐
wenn ich mich körperlich sehr schlecht fühlte						☐	☐
wenn ich zufrieden war, weil ich etwas erledigt hatte						☐	☐

Stimmung/Situation	Verlangen nach Alkohol					Abstinenz	
	unbe-kannt	gar nicht	wenig	etwas	stark	ja	nein
wenn ich beweisen wollte, dass ich trinken kann, ohne betrunken zu werden						☐	☐
wenn ich unerwartet eine Flasche meines Lieblingsgetränkes gefunden hatte						☐	☐
wenn ich meine sexuellen Gefühle steigern wollte						☐	☐
wenn ich mich darüber ärgerte, dass etwas schief gelaufen ist						☐	☐
wenn ich müde wurde und mich munter machen wollte						☐	☐
wenn ich zufrieden und entspannt war						☐	☐
wenn ich dachte, dass ein bisschen Trinken nichts schaden kann						☐	☐
wenn ich daran dachte, wie gut Alkohol schmeckt						☐	☐
wenn ich meinte, dass andere Leute mich nicht mögen						☐	☐
wenn ich Freunde traf, die mich zum Trinken einluden						☐	☐
wenn ich mich jemandem näher fühlen wollte						☐	☐

FRAGEBOGEN III

Bilanz

Was läuft in meinem Leben nicht gut?	Was ist gut in meinem Leben und kann so bleiben?

RESSOURCEN

ZIEL DER GRUPPE

In der Gruppe sollen die Ressourcen herausgearbeitet werden. Die Patienten sollen Klarheit erhalten über folgende Punkte:
· Was für Ressourcen habe ich?
· Für welche „Qualitäten" setze ich wie viel Energie ein?
· Wie viel Energie kann ich mobilisieren, wenn Trinken oder eine andere Sucht und Beschaffung entfallen?
· Wofür will ich die Energie einsetzen?
Die Methode lässt nochmal einen Blick auf die Zeit vor der Entgiftung zu und will dann einen Blick nach vorne wagen, Zukunft konstruieren auf der Basis der vorhandenen Ressourcen.

VERLAUF DER GRUPPE

Nach der Begrüßung der Gruppe bekommen alle ein Arbeitsblatt mit einem großen Kreis darauf. Der Kreis stellt die vorhandene Energie des Patienten dar. Jeder Patient soll seine vorhandene Energie zur Zeit vor der Entgiftung auf die Aktivitäten seines täglichen Lebens aufteilen. Es geht uns nicht um die Zeit, sondern um die Energie. Es soll ein Kreisdiagramm entstehen mit % Angaben.
Nach 5 bis 10 Min. beginnt die erste Auswertung. Hängen Sie die Energiekreise an Stellwände/Wände.
· Für was habe ich wie viel Energie eingesetzt?
· Was will ich von den Dingen aufrechterhalten, die ich bereits getan habe?

In einem zweiten Teil der Gruppe soll ein zukünftiger Energiekreis konstruiert werden. Wie soll der zukünftige Energiekreis aussehen, was wollen Sie von dem alten erhalten?
Eine zweite Auswertung folgt nach weiteren 5 bis 10 Min.
Es soll deutlich werden, dass das Leben nicht neu erfunden werden muss. Es gibt Dinge, für die hat es sich schon in der Vergangenheit gelohnt, Energie aufzuwenden. Es wird aber auch an möglichen Veränderungen/Zielen gearbeitet.
· Was müssen Sie als nächstes tun, um Ihre Energie anders einzusetzen?
· Woran werden Sie merken, dass es funktioniert?
· Was wird sich verändern?
· Was wird wegfallen?
· Was wird hinzukommen?
· Welche Voraussetzungen müssen Sie erfüllen?
· Woher kommt die Energie?
· Wie machen Sie das?

MATERIAL

· zwei Arbeitsblätter mit Kreisen (DIN A3)
· Filzschreiber
· Tesafilm
· Stellwand

RAUMGESTALTUNG

Der Gruppenraum ist mit einem Stuhlkreis hergerichtet.

DAUER

90 Min.

BILDER

In der Gruppe kann die augenblickliche Situation, Denken, Fühlen, Befinden herausgearbeitet werden. Die Beschwerde wird deutlich und konkret formuliert. Manche Bilder werden eher mit Wünschen assoziiert und können so die Basis für eine Zielformulierung sein. Wieder andere Patienten sehen in den Bildern Dinge, die sie tun müssten, und bilden so die Grundlage für eine Lösungsstrategie. Es ist ratsam, die Patienten nicht auf einen der drei Aspekte festzulegen und den Fokus so zu belassen, wie der Patient ihn selber legt.

VERLAUF DER GRUPPE

Es werden 20 bis 30 Bilder (Fotos aus Zeitschriften) auf der Station ausgehängt. Die Bilder zeigen Menschen, Stimmungen, Situationen aus vielen Lebensbereichen. Die Zeitungsausschnitte werden mit Tesafilm an die Wände gehängt. Die Patienten gehen nach der Begrüßung aus dem Gruppenraum über Station, defilieren an den Bildern vorbei (gleichsam wie in einer Galerie) und suchen sich das Bild aus, das sie im Augenblick am meisten anspricht. Sie nehmen das Bild von der Wand und begeben sich in den Gruppenraum. Wenn alle Patienten wieder versammelt sind, werden die Bilder erörtert.
· Was hat Sie erwogen das Bild auszusuchen?
· Welche Gedanken sind Ihnen durch den Kopf gegangen, als Sie sich das Bild ausgesucht haben?
· Inwiefern hat das Bild mit Ihnen zu tun?
In dem Gespräch können Beschwerden, Strategien oder Ziele festgelegt werden.

MATERIAL

· ausreichende Menge Fotos aus Zeitschriften (vorzugsweise in Klarsichtfolien)
· Tesafilm

RAUMGESTALTUNG

Hängen Sie die Bilder vor Gruppenbeginn aus. Gestalten Sie es so, dass die Bilder ausreichend auseinander hängen, die Patienten Zeit und Platz haben zur Betrachtung, ohne dass sie mit mehreren davor stehen müssen und die nötige Ruhe verloren geht. Stellen Sie sich eine Kunsthalle vor und produzieren Sie möglichst eine solche Stimmung.
Der Gruppenraum ist mit einem Stuhlkreis hergerichtet.

DAUER

90 Min.

KONKRETE ZIELE I

ZIEL DER GRUPPE

In der Gruppe werden konkrete Ziele erörtert und auf ihre Ökologie überprüft. Mit Hilfe eines Fragebogens werden unterschiedliche Lebensbereiche fokussiert. Es werden Ziele formuliert und ein grober Zeitplan konstruiert. Die Ziele können mit Hilfe des Arbeitsblattes auch nach der Entlassung durch den Patienten überprüft werden.

VERLAUF DER GRUPPE

Die Patienten erhalten das Arbeitsblatt (siehe Anlage) und füllen es aus. Lassen Sie den Patienten ausreichend Zeit. Sie können als Variante auch eine Kleingruppenarbeit daraus machen.

Rufen Sie ihre Gruppe nach mindestens 20 Min. zurück ins Plenum. Arbeiten Sie an den konkreten Zielen. Folgende Aspekte haben sich als sinnvoll erwiesen:
· Wie ist der gegenwärtige Zustand?
· Wie sieht das gewünschte Ziel aus?
　　Formulieren Sie das Ziel positiv!
· Woran werden Sie merken, dass Sie das Ziel erreicht haben?
　　Ist das Ziel wahrnehmbar, kann man es überprüfen?
· In welchem Kontext soll das Ziel erreicht werden?
　　Wo, wann, mit wem?
· Wie wird das Ziel Ihr Leben beeinflussen?
　　Was kommt zusätzlich im Leben? Was möchten Sie
　　beibehalten? Was wird aus dem Leben verschwinden?
· Was hat Sie bisher daran gehindert, das Ziel zu erreichen?
· Welche Ressourcen sind vorhanden, welche benötigen Sie noch?
· Wie wollen Sie das Ziel erreichen?
· Gibt es Einwände?

Sie werden unmöglich alle Aspekte in der Gruppe klären können. Fordern Sie den Patienten auf, das Thema ggf. in Einzelgesprächen weiter zu erörtern.

MATERIAL

· Arbeitsblatt
· Kugelschreiber
· Klemmbretter

RAUMGESTALTUNG

Stuhlkreis, zusätzlich kleine Gruppenräume oder Sitzecken für die Einzel- bzw. Kleingruppenarbeit.

DAUER

90 Min.

ANLAGE

Arbeitsblatt: „Formulieren Sie Ihre Ziele, schauen Sie, was Sie schon erreicht haben und ob Sie es aufrechterhalten möchten?"*

*nach: Merck KgaA/modifiziert von: Bernhard Häring und Bettina Baltin

FORMULIEREN SIE IHRE ZIELE, SCHAUEN SIE, WAS SIE SCHON ERREICHT HABEN UND OB SIE ES AUFRECHTERHALTEN MÖCHTEN?

Das will ich im Umgang mit meiner Familie ändern:

	o.k. am:	weiter: ja ☐ nein ☐
	o.k. am:	weiter: ja ☐ nein ☐
	o.k. am:	weiter: ja ☐ nein ☐
	o.k. am:	weiter: ja ☐ nein ☐
	o.k. am:	weiter: ja ☐ nein ☐
	o.k. am:	weiter: ja ☐ nein ☐
	o.k. am:	weiter: ja ☐ nein ☐

Das will ich in meinem Verhältnis zu meinen Freunden besser machen:

	o.k. am:	weiter: ja ☐ nein ☐
	o.k. am:	weiter: ja ☐ nein ☐
	o.k. am:	weiter: ja ☐ nein ☐
	o.k. am:	weiter: ja ☐ nein ☐
	o.k. am:	weiter: ja ☐ nein ☐
	o.k. am:	weiter: ja ☐ nein ☐
	o.k. am:	weiter: ja ☐ nein ☐

Das möchte ich beruflich erreichen:

	o.k. am:	weiter: ja ☐ nein ☐
	o.k. am:	weiter: ja ☐ nein ☐
	o.k. am:	weiter: ja ☐ nein ☐
	o.k. am:	weiter: ja ☐ nein ☐
	o.k. am:	weiter: ja ☐ nein ☐
	o.k. am:	weiter: ja ☐ nein ☐
	o.k. am:	weiter: ja ☐ nein ☐

Das habe ich mir ansonsten noch vorgenommen:

	o.k. am:	weiter: ja ☐ nein ☐
	o.k. am:	weiter: ja ☐ nein ☐
	o.k. am:	weiter: ja ☐ nein ☐
	o.k. am:	weiter: ja ☐ nein ☐
	o.k. am:	weiter: ja ☐ nein ☐
	o.k. am:	weiter: ja ☐ nein ☐
	o.k. am:	weiter: ja ☐ nein ☐

Offene Zielformulierung

Ziel der Gruppe

In der Gruppe versuchen Sie „Werte" (Dinge, die das Leben wertvoll machen) mit dem Patienten Ihrer Gruppe zu ermitteln, die es würdig sind, sich anzustrengen, Energie aufzuwenden. Versuchen Sie die Lethargie des Rückfalls, des Trinkens, den viele Patienten überdeutlich spüren, zurückzudrängen. Die Gruppensequenz versucht einen Ausblick, einen Sinn zu suchen.

Verlauf der Gruppe

Nach der Begrüßung der Patienten, bitten Sie die Gruppe „Werte" zu formulieren. Auf Zuruf aus der Gruppe schreiben Sie die „Werte" auf einen Flipchart. Lassen Sie sich Zeit. Fragen Sie immer wieder nach, lassen Sie kurze Gespräche zu, verhindern Sie aber, dass schon jetzt die einzelnen Punkte ausdiskutiert werden.

Ist der Flipchartbogen ausreichend gefüllt, führen Sie eine Punktabfrage durch, erstellen Sie ein Rating. Jeder Patient aus der Gruppe erhält drei Klebepunkte. Er hat die Möglichkeit, die Punkte auf die einzelnen Werte zu verteilen, oder aber sie auf einen Punkt zu konzentrieren.

Im Anschluss an das Rating stellen Sie die wichtigsten „Werte" heraus, schreiben die Items auf einen extra Flipchartbogen und hängen Sie das „alte" Blatt gut sichtbar an anderer Stelle auf.

Diskutieren Sie mit der Gruppe das Rating. Versuchen Sie an dieser Stelle herauszufinden, ob sich für die einzelnen Patienten Ziele daraus ableiten lassen. Legen Sie die Patienten nicht auf Ziele fest. Patienten, die nicht in der Lage sind, für sich konkrete Ziele zu formulieren, produzieren Widerstand, wenn sie dazu genötigt werden. Die zurückliegenden Ereignisse müssen erst ausreichend beklagt werden, bevor Ziele ins Visier genommen werden können. Belassen Sie es bei einem Blick durch das Schlüsselloch.

Material

· Flipchart
· Filzschreiber
· Klebeband
· Klebepunkte

Raumgestaltung

Der Gruppenraum wird mit einem Stuhlkreis hergerichtet.

Dauer

90 Min.

SCHAFFUNG VON LÖSUNGSPERSPEKTIVEN/BRIEF

ZIEL DER GRUPPE

In der Gruppe wird versucht sich von der Problemtrance abzuwenden und sich der Lösungstrance zuzuwenden. Der Patient soll erkennen, dass er den ersten Schritt getan hat, dass er auf einem guten Weg ist und die Chance hat, seine Situation angemessen zu verbessern.

VERLAUF DER GRUPPE

Nach der Begrüßung der Patienten bekommen alle ein Arbeitsblatt ausgehändigt. Das Arbeitsblatt besteht aus einem angefangenen Brief, den die Patienten an eine Person ihres Vertrauens schreiben sollen.

Geben Sie den Patienten 10 bis 15 Min. Zeit, den Brief zu schreiben. Anschließend lassen Sie nur die Patienten den Brief vorlesen, die es möchten.

· Würdigen Sie die Entwicklungen.
· Fragen Sie sehr konkret danach, wie die Patienten es geschafft haben, den Zustand zu erreichen, der jetzt vorliegt.
· Arbeiten Sie an Ressourcen.
· Was hat sich dadurch verändert?
· Wie sehen es die Angehörigen (der Adressat)?
· Lassen sich weitere Schritte daraus ableiten?

Der Anfang des Briefes ist so formuliert, dass er sich der Lösungstrance zuwendet. Dennoch müssen Sie davon ausgehen, dass Patienten sich der Perspektive verweigern und in ihrer Klage verhaftet bleiben. Berücksichtigen Sie die Haltung in der sich anschließenden Aussprache (stützende Fragen).

MATERIAL

· Klemmbretter
· Arbeitsblatt
· Kugelschreiber

RAUMGESTALTUNG

Der Gruppenraum ist mit einem Stuhlkreis hergerichtet.

DAUER

90 Min.

ANHANG

Arbeitsblatt: „Brief"

HANNOVER, DEN

Hallo..,

Ich bin jetzt seit...auf Station.
Wenn ich zurückschaue dann..........

SCHAFFUNG VON LÖSUNGSPERSPEKTIVEN/DREHBUCH

ZIEL DER GRUPPE

In der Gruppe wird versucht sich von der Problemtrance abzuwenden und sich der Lösungstrance zuzuwenden. Die Methode versucht eine sinnliche Wirklichkeit entstehen zu lassen, sie soll motivieren, Ziele zu konkretisieren und einen Kontext zu schaffen.

VERLAUF DER GRUPPE

Nach der Begrüßung bekommen die Patienten den Auftrag sich einen Film auszudenken. Der Film soll ihr Leben nach der Entgiftung beschreiben. Es soll eine Art Drehbuch ohne Dialoge entstehen. Es werden Personen, also Haupt- und Nebendarsteller beschrieben, Orte, Situationen. Handlungsbogen und Ende werden in das Buch aufgenommen. Die Patienten sollen entscheiden, ob sie einen Spielfilm, eine Reportage, eine Dokumentation oder irgendeine andere Art der Darstellung wählen wollen. Auch Sender und Sendeplatz sind den Patienten überlassen. Der Titel des Filmes soll nicht vergessen werden. Die Aufgabe braucht sehr viel Zeit. Es ist sinnvoll, sie als Hausaufgabe für eine nächste Gruppe aufzugeben.

Schreiben Sie die wichtigsten Punkte auf ein Flipchartpapier.

In der anschließenden Aussprachegruppe lassen Sie die Patienten berichten. Halten Sie die Art des Filmes, den Sender und den Sendeplatz auf einem Flipchartbogen fest. Schreiben Sie den Titel des Filmes auf.
Die Gruppe soll das Drehbuch diskutieren.
· Passt das Drehbuch zum Patienten?
· Ist es eher unrealistische Phantasie?
· Oder findet sich Realität in dem Buch?
· Fürchten die anderen Gruppenmitglieder Langeweile?
· Was finden die Mitpatienten bemerkenswert?
· Gibt es Verbesserungsvorschläge?

Hören Sie dem Patienten gut zu, geben Sie Feedback, fassen Sie zusammen, fokussieren Sie Lösungsansätze und Ziele, stellen Sie die sinnliche Wahrnehmbarkeit von positiven Veränderungen heraus.

MATERIAL

· Klemmbretter
· Papier
· Kugelschreiber, Filzschreiber
· Klebeband
· Flipchart

RAUMGESTALTUNG

Der Gruppenraum ist mit einem Stuhlkreis hergerichtet.
Für die Einzelarbeit am Drehbuch brauchen die Patienten Rückzugsmöglichkeiten.

DAUER

90 Min.

ANHANG

Arbeitsblatt: „Drehbuch"

DREHBUCH

Der Film soll Ihr Leben nach der Entgiftung beschreiben.
Es soll eine Art Drehbuch ohne Dialoge entstehen.

Beschreiben Sie:
· Titel des Filmes
· Haupt- und Nebendarsteller
· Orte
· Situationen
· Handlungsbogen
· Ende
· Sender
· Sendeplatz

Ist es z.B. ein/e:
· Spielfilm
· Reportage
· Dokumentation
· eine andere Art der Darstellung

VERLAUF/SELBSTEINSCHÄTZUNG

ZIEL DER GRUPPE

In der Gruppe werden Sie die Einschätzung des Patienten hinsichtlich seines Verlaufs herausarbeiten. Der Patient beurteilt seine Entwicklung von seinem Zeitpunkt der Aufnahme bis zum jetzigen Zeitpunkt. Es geht darum, eine positive Entwicklung herauszustellen.

VERLAUF DER GRUPPE

In dem Gruppenraum liegt vor Beginn der Gruppe ein langes Seil auf dem Fußboden. Nach der Begrüßung der Patienten werden diese aufgefordert sich aus den bereitgelegten Filzkreisen (alternativ können es auch bunte Karteikarten oder sonstige sich unterscheidende Teile sein) eine Farbe auszusuchen. Das eine Ende des Seils, gekennzeichnet mit einer „1", ist der vorangegangene Tiefpunkt des Patienten, das andere Ende des Seils, gekennzeichnet mit einer „10", ist das zu erreichende Ziel des Patienten. Die Patienten werden aufgefordert an der Stelle des Seils ihren Filzkreis nieder zu legen, von dem sie glauben, dass es ihrem Entwicklungstand entspricht. Die Aufgabe nimmt nur wenig Zeit in Anspruch. In der anschließenden Aussprache geht es darum, wie die Patienten es geschafft haben, von „1" bis zu dem Punkt zu kommen, an dem sie jetzt stehen. Es ist wichtig das zu fokussieren, was der Patient gemacht hat, und sich nicht darauf zu konzentrieren, was andere gemacht haben (z.B. die Angehörigen, der Arzt usw.). Im nächsten Schritt wird herausgearbeitet, was der Patient tun muss, um zum nächsten Zähler oder Teilzähler zu kommen. Wenn der Patient skeptisch ist, machen Sie kleine Schritte (0,5). Ist der Patient eher ein Gipfelstürmer, teilen Sie die Schritte in kleinere auf. Wichtig ist es konkret zu sein.
Wichtige Fragen:
· Was müssen Sie tun um z.B. von der 3 auf die 4 zu kommen?
· Woran werden Sie als erstes merken, dass Sie sich auf die 4 zu bewegen?
· Was wird anders sein?
· Woran werden Sie merken, das Sie auf der 4 sind?
· Woran werden andere merken, das Sie auf der 4 sind?
Bitten Sie den Patienten einen weiteren Filzkreis seiner Farbe auf das nächste Teilziel zu legen.

MATERIAL

· Seil (2-3 m)
· Filzkreise oder andere Gegenstände, welche die Patienten als Symbolfiguren nutzen können

RAUMGESTALTUNG

Ein Stuhlkreis um das Seil herum.

DAUER

90 Min.

VERLAUF II

<table>
<tr>
<td>ZIEL DER GRUPPE</td>
<td>Die Gruppe fokussiert den Verlauf der Entwicklung eines Patienten und unterscheidet ihn in vier wesentliche Gruppen. Auch hier geht es darum, zu schauen, wie etwas erreicht wurde, welche Ressourcen standen zur Verfügung, wie hat der Patient es gemacht, will er den nächsten Schritt gehen, was muss er tun, um diesen zu erreichen.</td>
</tr>
<tr>
<td>VERLAUF DER GRUPPE</td>
<td>In der Gruppe stehen zwei unterschiedliche Sequenzen zur Verfügung:

1. Variante
In den vier Ecken des Raumes werden Plakate aufgehängt mit folgenden Aufschriften:
1. Problembewusstsein
2. Besorgnis
3. Veränderungsabsicht
4. Veränderungszuversicht
Lassen Sie die Patienten aufstehen, sie sollen durch den Raum gehen und sich einer der vier Ecken zuordnen und sich dort aufstellen. In der Regel werden sich an allen Ecken einige Patienten einfinden. Geben Sie ihnen die Möglichkeit kurz miteinander darüber zu sprechen. Anschließend sollen sich die Patienten, in den entsprechenden vier Gruppen, wieder in den Stuhlkreis setzen. Es folgt die Aussprache in der Gruppe. Welche Situation, Gedanken, Handlungen oder Aufforderung anderer hat dafür gesorgt, dass sie in der Ecke sich am wohlsten fühlen? Untersuchen Sie die Beweggründe. Der Grad der Motivation lässt sich sehr gut herausarbeiten. Sie bekommen für die weitere Behandlung einen messbaren Ausgangspunkt. Ggf. können Sie auch an dem nächsten Schritt arbeiten.
· Was muss passieren, damit Ihr Alkoholkonsum und die Folgen ihnen Sorge bereiten?

2. Variante
Die zweite Variante fokussiert mehr auf die Veränderung und graduiert diese. Ansonsten gleiches Vorgehen.
· Wunsch nach Veränderung
· Glaube an Veränderung
· Glaube an die Fähigkeiten
· Zuversichtlichkeit hinsichtlich Veränderung
Würdigen Sie die Standpunkte.
Fragen Sie:
· Wie haben Sie das ... geschafft?
· Woran haben Sie es gemerkt?
· Was hat sich schon verändert?
· Wenn Sie ein Stück weiter kommen wollen, was müssen Sie tun?</td>
</tr>
<tr>
<td>MATERIAL</td>
<td>· Plakate mit oben genannten Aufschriften</td>
</tr>
<tr>
<td>RAUMGESTALTUNG</td>
<td>Der Raum ist mit einem Stuhlkreis hergerichtet.
Die Plakate werden in die vier Raumecken gehängt.</td>
</tr>
<tr>
<td>DAUER</td>
<td>90 Min.</td>
</tr>
</table>

ZIELVISION

ZIEL DER GRUPPE

Die Gruppe bearbeitet mögliche Ziele und die Konsequenzen, die sich daraus ergeben.

VERLAUF DER GRUPPE

Nach der Begrüßung der Gruppe bitten Sie die Patienten, sich in kleine Gruppen (2 - 3 Personen) zusammenzusetzen. Die vorbereiteten Flipchartbögen hängen an Wänden oder Stellwänden. Die Arbeitsgruppen sollen sich vor den Bögen zusammensetzen und die dort gestellten Fragen diskutieren und beantworten. Um die Antworten in der Auswertung noch zuzuordnen, werden sie in unterschiedlichen Farben aufgeschrieben. Jede Person hat einen Filzstift in seiner Farbe. Nach der Kleingruppenarbeit (20 bis 30 Min.) kommen die Patienten wieder im Plenum zusammen. Die Arbeiten werden in der Gesamtgruppe ausgewertet und erörtert.

Folgende Punkte sollten Sie beachten:
· Das Ziel muss positiv formuliert sein!
· Ist das Ziel konkret wahrnehmbar?
· Kann das Ziel durch den Patienten initiiert und kontrolliert werden?
· Definieren Sie den Kontext: wann, wo und mit wem soll es erreicht werden?
· Welche Ressourcen sind vorhanden?

Zum Schluss der Gruppe dokumentiert jeder Patient seine Ergebnisse auf ein vorbereitetes Arbeitsblatt (siehe Anlage).

MATERIAL

· Vorbereitete Flipchartbögen (pro Arbeitsgruppe 1 Bogen)
· Filzschreiber in unterschiedlichen Farben
· Kugelschreiber
· Arbeitsblätter DIN A4
· Klebeband
· Klemmbretter

RAUMGESTALTUNG

Der Gruppenraum ist mit einem Stuhlkreis hergerichtet. Einige Stühle stehen bei den vorbereiteten Flipchartbögen.

DAUER

90 Min.

ANLAGE

Arbeitsblatt: „Wie sieht Ihr gewünschtes Ziel aus?"

Wie sieht Ihr gewünschtes Ziel aus?

Woran werden Sie merken, dass Sie es erreichen?

Wodurch wird das „neue" Verhalten ausgelöst?

Gibt es Einwände gegen Ihr Ziel?

Was hat Sie bisher gehindert, das Ziel zu erreichen?

Was wird in Ihrem Leben so bleiben, wie es heute schon ist?

Was wird aus Ihrem Leben verschwinden?

Wie wird sich Ihr Leben verändern?

ZUKUNFT KONSTRUIEREN I

ZIEL DER GRUPPE

Für die Gruppe gilt das Gleiche wie für die Gruppe mit der „Wunderfrage". Es gibt aber immer wieder Patienten, die mit der „Wunderfrage" Probleme haben, eine Zukunftsvision verweigern und depressiv ins Klagen verfallen. Wie die Gruppen gibt es eine zweite Variante mit der „Alptraumfrage":

VERLAUF DER GRUPPE

„Angenommen, Sie haben heute - nachdem Sie sich schlafen gelegt haben - mitten in der Nacht einen Alptraum. All die Probleme, die Sie zu uns geführt haben, werden in diesem Alptraum so schlimm, wie sie überhaupt nur werden können. Es wäre ein Alptraum. Aber Alpträume werden nicht wahr. Was aber würden Sie morgen früh als erstes bemerken, woran Sie erkennen könnten, dass Sie doch in einem Alptraum leben?"

Bringen Sie die Frage auf einen Flipchart oder auf Karteikarten. Geben Sie der Gruppe Zeit, um über die Frage nachzudenken. Fangen Sie nach 3 Min. mit der Aussprache an.

Es wird ein schlimmeres Szenario entwickelt, als tatsächlich existiert. Lassen Sie es konkret werden, fragen Sie sehr genau nach. Dann drehen Sie den Spieß um. Fragen Sie danach, wie sie es gemacht haben, dass es nicht so weit gekommen ist.

■ P.: „Ich habe nichts gemacht, Sie haben mich doch behandelt, die Ärzte und so."

T.: „Was haben Sie unternommen, um behandelt zu werden?"

P.: „Nichts, der Arzt ist gekommen und hat mich eingewiesen."

T.: „Wer hat den Arzt geholt."

P.: „Meine Frau."

T.: „Hat sie angerufen?"

P.: „Ja, ich habe sie darum gebeten, das ging ja so nicht weiter."

T.: „Wie sind Sie zu der Erkenntnis gekommen, dass es so nicht weitergeht?"

P.: „Sie sind gut, Sie wissen doch, wie es bei mir zuging."

T.: „Da haben Sie recht, ich habe einen Einblick in Ihre Situation. Ich weiß aber nicht, wie Sie sich zu der Entscheidung durchgerungen haben, ihre Frau zu bitten, den Arzt anzurufen."

P.: „Ich wollte so nicht mehr leben. Früher hatte ich auch ein anderes Leben, da war es ganz anders."

An der Stelle können Sie sich mit der Ausnahme „da war es ganz anders" konkret beschäftigen, es gibt einen Ansatz zur Lösung (siehe „Lösungsorientierte Therapie").

MATERIAL

· Flipchart
· Filzschreiber
· ggf. Karteikarten mit der „Alptraumfrage"

RAUMGESTALTUNG

Der Raum ist mit einem Stuhlkreis hergerichtet.

DAUER

90 Min.

ZUKUNFT KONSTRUIEREN II

ZIEL DER GRUPPE

Lösungen müssen konstruiert werden. Die Konstruktion findet auf der Basis der Ressourcen und Symptomausnahmen des Patienten statt. In der Gruppe werden sie mit der „Wunderfrage" aus der „Lösungsorientierten Therapie" Lösungen konstruieren.

VERLAUF DER GRUPPE

Nach der Begrüßung der Patienten stellen Sie die Frage mündlich und schriftlich (Flipchart oder für jeden einzelnen Patienten auf einer Karteikarte) der Gruppe vor:

„Während Sie schlafen, geschieht ein Wunder und das Problem, wegen dem Sie gekommen sind, ist gelöst. Da Sie geschlafen haben, wissen Sie nicht, dass dieses Wunder geschehen ist. Was werden die ersten kleineren Anzeichen sein, die Sie darauf hinweisen, dass ein Wunder geschehen und Ihr Problem weg ist?"

Die Frage ist nicht ganz einfach, geben Sie der Gruppe ein wenig Zeit, um darüber nachzudenken, fordern Sie sie zum Nachdenken auf. Beginnen Sie die Aussprache nach ca. 3 Min. Konzentrieren Sie sich auf die ersten Zeichen der Veränderung. Arbeiten Sie den Unterschied heraus, der einen Unterschied macht, seien Sie sehr konkret.

■ P.: „Ich würde morgens ganz anders aufwachen."
  T.: „Wie meinen Sie das?"
  P.: „Irgendwie wacher, halt anders."
  T.: „Wie genau kann ich mir das vorstellen."
  P.: „...ich wäre besser gelaunt, glaube ich."
  T.: „Woran werden Sie das merken?"
  P.: „Ja, wissen Sie, wenn ich morgens meinen Saufdruck nicht hätte, also nicht früh aufstehe, um zu trinken, und mit meiner Frau aufstehen würde und mit ihr auch noch frühstücken würde, ich sage Ihnen, die würde aus allen Wolken fallen. Das würde mir ziemlich gute Laune machen."

Diesen Dialog könnten Sie noch sehr weit ergänzen, z.B. um die Situation beim Frühstück, die Reaktion der Ehefrau, wie sich die nachfolgenden Ereignisse des Tages dadurch verändern usw.
Veränderung muss sich abzeichnen, konkret werden, bevor es erreicht ist, sich emotional niederschlagen. Dadurch entwickelt sich Veränderungsabsicht.
Lassen Sie sich durch das Mitdiskutieren der Mitpatienten nicht auf die falsche Fährte bringen. Die Form der Fragestellung in der „Lösungsorientierten Therapie" (siehe dort) ist deutlich anders. Das heißt, dass Sie das Heft des Handelns sehr viel mehr in der Hand behalten müssen als bei anderen Gruppen, wo Sie sich die Mitarbeit, das Gespräch in der Gruppe, sehr viel mehr wünschen.

MATERIAL

· Flipchart
· Filzschreiber
· ggf. Karteikarten mit der „Wunderfrage"

RAUMGESTALTUNG

Der Gruppenraum ist mit einem Stuhlkreis hergerichtet.

DAUER

90 Min.

SPRICHWÖRTER/APHORISMEN

ZIEL DER GRUPPE

In der Gruppe arbeiten Sie mit Sprichwörtern, Aphorismen oder kleinen Geschichten. Die Richtung dieser Gruppe ist offen, hängt sehr von den Vorlagen ab. Idee ist es, die augenblickliche Lebenssituation (Beschwerden, Ziele, Wünsche, Ängste usw.) des Patienten zu erfassen und zur Aussprache zu bringen. Die Gruppe schafft Offenheit, Vertrauen und ggf. in der Gruppe Solidarität untereinander. Sie bekommen als Therapeut einen guten Einblick in die augenblicklichen Gedanken des Patienten, es lassen sich Arbeitsaufträge daraus ableiten.

VERLAUF DER GRUPPE

Bereiten Sie Geschichten und Sprichwörter vor. Das Beste ist, Sie drucken die Sprichwörter auf kleine Karteikarten, kopieren Sie Geschichten auf DIN A5-Zettel.
Achten Sie darauf, dass die Geschichten sehr kurz sind. Legen oder hängen Sie die Karten, Zettel oder die Vorlagen aus. Schaffen Sie viel Platz, damit die Patienten in Ruhe lesen und in Stille eine Auswahl treffen können. Bitten Sie ihre Patienten bei der Auswahl möglichst spontan zu sein. Die Patienten suchen sich eine Vorlage aus, nehmen sie mit in die Gruppe.

Leiten Sie die Aussprache ein, mit einen kurzen Rückblick über die Auswahl:
· Ist es Ihnen leicht gefallen?
· Hat es Ihnen Spaß gemacht oder war es eher schwierig?
· Wie fanden Sie die Situation?
Kommen Sie im Anschluss an die kurze Einleitung zu den Sprichwörtern oder Geschichten. Erörtern Sie Beweggründe, Erfahrungen, versuchen Sie eine Verknüpfung mit der augenblicklichen Lebenslage. Bleiben Sie bei der Aussprache vorerst bei dem Status des Patienten (siehe Besucher, Klagende, Kunde). Wenn Sie sich nicht sicher sind, welche Intervention Sie wählen dürfen, hören Sie aktiv zu. Führen Sie sich bei den Interventionen die im ersten Teil beschriebenen Interventionstechniken immer vor Auge.

MATERIAL

Wir empfehlen Ihnen Bücher z.B. von:
· Anthony de Mello
· Nossrat Peseschkian

und die Suche im Internet z.B.:
· www.operone.de
· www.dasgrossez.de

RAUMGESTALTUNG

Der Gruppenraum ist mit einem Stuhlkreis hergerichtet.

DAUER

90 Min.

UMDEUTEN

ZIEL DER GRUPPE	Patienten neigen sehr dazu in einer Problemhaltung zu erstarren. Die problematische Seite eines Verhaltens wird stark fokussiert, Ressourcen bleiben im Hintergrund. In der Gruppe werden Umdeutungen vorgenommen. Es wird sowohl problematisches Verhalten thematisiert, es werden aber auch positive Aspekte näher betrachtet. Verhalten bekommt einen neuen Rahmen, bestimmte Situationen (Rahmen) ein neues Verhalten.
VERLAUF DER GRUPPE	Nach der Begrüßung der Gruppe werden die Patienten aufgefordert sich einer Ecke zuzuordnen, von der sie glauben, dass sie am besten zu ihnen passt. Es wird immer Patienten geben, die sich mehreren Ecken zuordnen wollen. Bitten Sie den Patienten sich zu entscheiden, einen Favoriten zu wählen. Die Patienten setzen sich in die entsprechende Ecke des Raumes. Sprechen Sie in der Auswertung über: · Was sind die Beweggründe? · Lassen Sie sich Situationen erklären. · Untersuchen Sie die Reaktion des Patienten und seiner Mitwelt auf das Verhalten. Im zweiten Teil der Gruppe drehen Sie die Blätter um. Die Patienten bleiben in der Ecke sitzen und sollen nun zu der Umdeutung Stellung nehmen. · Wie ist es, mit der anderen Sicht der Dinge konfrontiert zu werden? · Ist es eine akzeptable Ressource, oder bleibt das Verhalten in jedem Fall eine Störung? · Gibt es einen Rahmen, in dem das Verhalten okay ist? · In welchem Rahmen ist das Verhalten eine Störung? · In welchem Rahmen muss das Verhalten modifiziert werden, wie kann das aussehen? Die vorbereiteten Umdeutungen müssen möglicherweise noch einmal modifiziert werden. Machen Sie sich klar, dass jedes Verhalten einen Rahmen hat, in dem es in Ordnung ist, und dass jedes Verhalten einen anderen Rahmen bekommen kann (siehe Umdeutung „Lösungsorientierte Therapie").
MATERIAL	· Vier vorbereitete Zettel mit je einem Verhalten und einer möglichen Umdeutung
RAUMGESTALTUNG	Bevor die Gruppe beginnt, werden in den vier Ecken des Raumes je ein Zettel mit einer These aufgehängt. Auf der Rückseite des Zettels befindet sich die dazugehörige Umdeutung. In den Ecken des Raumes stehen einige Stühle.
DAUER	90 Min.
ANLAGE	Arbeitsblatt: „Beispiele für mögliche Umdeutungen"

BEISPIELE FÜR MÖGLICHE UMDEUTUNGEN

Ich bin ängstlich!	versus	Ich bin ein ruhiger Typ!
Ich habe Probleme auf andere zuzugehen!	versus	Ich kann gut alleine sein!
Mein Problem ist oft der Zorn, ich weiß aber nicht, wie ich ihn äußern soll!	versus	Ich kann sehr beherrscht sein!
Ich gehe dem Streit aus dem Weg, weiß nicht, wie ich mich selbst behaupten soll, ohne andere oder mich zu verletzen!	versus	Ich lebe gerne in Harmonie und tue viel, um sie zu erhalten!
Ich verliere den Blick für das Ganze, bekomme ein ungutes Gefühl, wenn ich hinter meine Kulissen schaue!	versus	Ich kann mich gut auf eine Sache konzentrieren, bin sachlich und ziehe meine Sache durch!
Ich kümmere mich nicht in gleicher Weise um mich, wie ich mich um andere kümmere. Auch andere bemühen sich wenig um mich. Im Trinken finde ich Trost.	versus	Es ist eine große Stärke mir von anderen zu helfen. Ich tue es gerne!
Die Meinung anderer kränkt mich, macht mich zornig! Alkohol ist eine Möglichkeit, Zorn und Kränkung zu besänftigen.	versus	Ich bin von meiner Meinung überzeugt, lasse mir nicht die Butter vom Brot nehmen!
Ich fühle mich überflüssig, weiß nicht, wie ich mein Leben gestalten soll. Der Alkohol hilft mir über meine Selbstzweifel hinweg.	versus	Ich bin bescheiden und zurückhaltend, muss mich nicht in den Mittelpunkt stellen, denke „weniger ist manchmal mehr".
Ich kann meine Schwächen nicht ausstehen, kann mir nur im betrunkenen Zustand erlauben meine Gefühle zu zeigen.	versus	Ich bin stark, mutig und entschlossen, stehe meine/n Frau/Mann. Gefühle sind weniger wichtig.

EIGEN- UND FREMDWAHRNEHMUNG AUS SICHT DES PATIENTEN

ZIEL DER GRUPPE

In der Gruppe kann der Patient seine eigene Selbstwahrnehmung und die Fremdwahrnehmung durch andere überprüfen. Es werden wichtige Personen seiner Mitwelt in die Auseinandersetzung gebracht, ohne dass diese anwesend sein müssen. Der Fokus erweitert sich, der Patient wird kritischer, die Aufforderung anderer wird ergänzend in die Motivation integriert. Die Patienten kommen miteinander ins Gespräch, tauschen Erfahrungen aus, bekommen Einblick in die Situation eines Mitpatienten, können vergleichen, erfahren möglicherweise Solidarität. Vor allem Patienten in der Phase der Absichtslosigkeit und beginnenden Absichtsbildung profitieren von der Gruppe.

VERLAUF DER GRUPPE

Die Gruppe trifft sich zu Beginn im Gruppenraum. Die Gruppenmitglieder bekommen vorbereitete Karteikarten mit Fragenpaaren ausgehändigt (siehe Anlage). Sie haben als Therapeut die Möglichkeit an alle die gleiche Frage auszuteilen oder aber unterschiedliche zu wählen. Sie können auch mehrere Fragen zur Verfügung stellen.
Die Patienten sollen sich aus der Gruppe einen Partner aussuchen und sich zu einem Gespräch zurückziehen. In den gemeinsamen Gespräch stellen sich die Patienten gegenseitig die ihnen ausgehändigten Fragen.
Geben Sie der Gruppe ausreichend Zeit (20 Min.).

In der anschließenden großen Runde sammeln Sie Eindrücke, Gesprächsinhalte und möglicherweise Ergebnisse. Halten Sie Beschwerden, Ressourcen, Lösungen und Ziele fest.

MATERIAL

· Karteikarten mit vorbereiteten Fragenpaaren

RAUMGESTALTUNG

Stuhlkreis für die große Runde, kleine Gruppenräume oder Gesprächsecken

DAUER

90 Min.

ANLAGE

Arbeitsblatt: „Fragenpaare"

Sag mir ein Problem, das du gegenwärtig hast.
Sag mir, welches Problem andere bei dir vermuten.

Sag mir eine besondere Fähigkeit von dir.
Sag mir, wie du denkst, dass andere dich sehen.

Sag mir, wie du willst, dass andere dich sehen.
Sag mir etwas über dich, das andere nicht verstanden haben.

Sag mir, wie dir geholfen werden könnte.
Sag mir, wie andere dir helfen wollen oder wie sie meinen, dass dir geholfen werden kann.

Sag mir eine Entscheidung, die du treffen könntest.
Sag mir etwas, was andere von dir erwarten, was du tun solltest.

Diese Beispiele können beliebig erweitert werden. Sie sollten aber immer einmal aus der eigenen Sicht des Patienten beantwortet werden können. Zum anderen sollte der Patient so antworten, wie er glaubt, wie andere es von ihm erwarten oder meinen.

AUFFORDERUNG ANDERER/ROLLENSPIEL

ZIEL DER GRUPPE

Viele Patienten kommen ohne Absicht, mit vager Absichtsbildung (als Besucher) in die Klinik. Die Aufforderung anderer spielt eine große Rolle. In der Gruppe werden Sie die Aufforderung der anderen deutlich herausarbeiten und dem Patienten deutlich vor Augen führen. Der Patient schätzt diese Aufforderung selbst ein und macht sich so die Ansicht selbst zu eigen. Es entsteht bestenfalls Absichtsbildung.

VERLAUF DER GRUPPE

Nach der Begrüßung der Patientengruppe stellen Sie das Rollenspiel vor:
Einige Patienten aus der Gruppe (wir empfehlen vier) sollen ein Rollenspiel durchführen. Sie sollen in die Rolle eines guten Bekannten, eines Familienangehörigen, Partners oder Freundes schlüpfen. Sie werden schauspielerisch nicht sehr gefordert, sie werden nur ein Gespräch führen in der Rolle desjenigen, den sie sich selber aussuchen. Sie werden dabei an einem Tisch sitzen. Andere Aktionen werden nicht erwartet.

Es ist sinnvoll die Patientengruppe zu entängstigen, Rollenspiele sind nicht sehr beliebt.
Wenn sich Patienten gefunden haben, um an dem Rollenspiel teilzunehmen, stellen Sie vier Stühle und einen Tisch in die Mitte des Raumes. Die Teilnehmer des Rollenspiels nehmen dort Platz.
Im nächsten Schritt sollen die Patienten in die Rolle der Person schlüpfen, die sie sich ausgesucht haben. Stellen Sie sich hinter den Patienten und fordern Sie ihn auf, die Person zu beschreiben. Dabei soll der Patient in der „Ich-Form" sprechen. Das erleichtert die Übernahme der Rolle.
Folgende Kriterien sollen beschrieben werden:
· Geschlecht
· Alter
· In welchem Verhältnis stehen die Personen zueinander, was verbindet sie
· gibt es Probleme zwischen ihnen
· Beruf

Die Legende dieses Rollenspiels:
Sie sitzen als gute Bekannte, Angehörige, Partner, Freunde der Patienten auf Station zusammen. Heute findet eine Angehörigengruppe statt, zu der sie eingeladen sind. Bevor die Gruppe beginnt, trinken sie zusammen in der Cafeteria der Klinik einen Kaffee und sprechen über ihren Angehörigen, der zurzeit eine Entzugsbehandlung durchführt.

Das Rollenspiel kann beginnen. Die Patienten der Gruppe, die nicht spielen, sind etwas abseits der „Bühne".
Geben Sie den Akteuren mindestens 10 Min Zeit, in der Regel wird sich ein recht interessantes und durchaus längeres „Schauspiel" entwickeln.
Holen Sie am Ende des Rollenspiels jeden wieder aus seiner Rolle heraus. Jeder soll seinen Namen sagen und so zurückfinden in seine eigene Identität.

Die Bühne wird abgeräumt, alle setzen sich wieder in den Stuhlkreis.

Die Aussprache beginnt mit den Akteuren.
Diskutieren Sie in der Gruppe die Aufforderungen der anderen.
· Was führt zu den Ansichten, was sind die Hintergründe der
  Standpunkte?
· Wie stehen die Patienten zu den Meinungen der Angehörigen?
· Stimmen sie überein, was sehen sie anderes?
· Sind sie verletzt, gekränkt oder fühlen sie sich bestätigt?
· Was würde sich verändern, wenn sie den Aufforderungen
  nachkommen?
· Woran würden die anderen merken, dass sie den Aufforderungen
  nachkommen?
· Was sind die ersten Anzeichen?
Die „Lösungsorientierte Therapie" bietet eine große Möglichkeit an
Fragetechniken.

Am Ende beziehen Sie die „Zuschauer" mit ein.
· Wie haben sie das Rollenspiel erlebt?
· Ist die Argumentation nachvollziehbar?
· Gibt es bei ihnen Parallelen?

RAUMGESTALTUNG	Zu Beginn ein Stuhlkreis. Die Bühne können Sie in der Mitte des Stuhlkreises aufbauen. Sie können aber auch eine beliebig andere Variante wählen.
DAUER	90 Min.

BESSERUNGSCHECK

ZIEL DER GRUPPE	Die Gruppe graduiert in 7 Stufen unterschiedliche Ressourcen der Patienten. Es geht um 5 Lebensbereiche: · Suchtmittelgebrauch · Emotionales, psychologisches und körperliches Wohlbefinden · Soziales und familiäres Wohlbefinden · Beruf und Finanzen · Spirituelles Wohlbefinden Die Patienten schätzen die einzelnen Bereiche mit Hilfe von einigen Fragen ein. Im Anschluss wird geklärt, in welchen Lebensbereichen eine kleine Veränderung einen wesentlichen Unterscheid macht und welchen Einfluss das auf den Suchtmittelkonsum hat. Auf diese Weise können nahe liegende, gut überprüfte Ziele formuliert werden. Es kann sehr genau untersucht werden, wo der Patient steht, in welchem Umfang Verbesserungen gemacht werden müssen (wie kommen Sie von 3 auf 4) und wie genau der Unterschied aussieht und welchen Einfluss er auf den Suchtmittelkonsum hat. Die Gruppe verbindet mehrere Fragetechniken der „Lösungsorientierten Therapie". Für Patienten, die Abstinenz nicht ihr Ziel nennen, gibt es Fragebögen, die den Umstand berücksichtigen.
VERLAUF DER GRUPPE	Nach der Begrüßung werden die Fragebögen ausgeteilt. Die Patienten sollen die ersten beiden Seiten ausfüllen. Nachdem alle fertig sind, wird die weitere Aufgabe erklärt. Auf dem dritten Arbeitsblatt wird die erste Frage beantwortet. Nachdem die Fragen beantwortet ist, beginnen Sie die Aussprache. Konzentrieren Sie sich nur auf die bis zu 4 genannten Punkte. Arbeiten Sie heraus, worin der Unterschied liegt, woran wird der Patient es genau merken, was wird er tun, um das zu erreichen, was hat er bisher getan, um das Ziel zu erreichen. Fokussieren Sie nicht das Problem, warum es noch nicht so gut funktioniert, sondern widmen Sie sich der Zukunftsvision. Im letzten Teil der Gruppe sollen die Patienten erklären, wie der genannte Unterschied den Suchtmittelkonsum beeinflusst. Der letzte Teil kann auch als Hausaufgabe mitgegeben und in einer nächsten Gruppe besprochen werden.
MATERIAL	· Fragebögen: „Besserungs-Checkliste"* · Kugelschreiber · Schreibunterlagen
RAUMGESTALTUNG	Der Gruppenraum ist mit einem Stuhlkreis hergerichtet.
DAUER	90 Min.

*nach: Insoo Kim Berg und Norman Reuss
modifiziert von: Bernhard Häring und Bettina Baltin

BESSERUNGS-CHECKLISTE UND ARBEITSBLATT FÜR ALKOHOLKRANKE

Name: Geb.dat.:

Bitte beantworten Sie jede Frage, indem Sie ein Kreuz in der Spalte machen, die am ehesten zutrifft. Wenn eine Frage für Sie nicht zutrifft, vermerken Sie bitte „Nicht zutreffend" in der Spalte, die mit „nie" überschrieben ist.

I. ALKOHOLGEBRAUCH	nie	1	2	3	4	5	immer
1. Sind Sie imstande, Situationen zu vermeiden, in denen Sie in Versuchung geraten könnten, wieder zu Alkohol zu greifen?							
2. Akzeptieren Sie Ihren alkoholfreien Lebensstil?							
3. Sind Sie imstande, sich ohne Alkohol des Lebens zu erfreuen?							
4. Sind Sie imstande, Ihren Lebensstil zu erkennen, wo er mit Alkohol zu tun hat?							
5. Ist es für Sie leicht, sich unter Leuten aufzuhalten, wo Alkohol erhältlich ist, ohne ihn zu nehmen?							
6. Sind Sie imstande, Situationen zu verlassen, in denen Alkohol genommen wird, um Ihre Genesung zu schützen?							

II. EMOTIONALES, PSYCHOLOGISCHES UND KÖRPERLICHES WOHLBEFINDEN	nie	1	2	3	4	5	immer
1. Sind Sie imstande, für Ihre persönliche Hygiene zu sorgen?							
2. Sind Sie imstande, sich ohne Drogen zu entspannen?							
3. Sind Sie imstande, sich um gesundheitliche Probleme zu kümmern?							
4. Sind Sie imstande, vergangene Probleme aus einer positiven Perspektive zu betrachten?							
5. Sind Sie imstande, Ihre Gefühle angemessen zum Ausdruck zu bringen?							
6. Sind Sie imstande, sich und anderen Fehler einzugestehen?							
7. Sind Sie imstande, regelmäßigen Sport zu treiben?							
8. Sind Sie imstande, ohne Alkohol mit Stress fertig zu werden?							
9. Sind Sie imstande, ein positives Selbstbild zu erfahren?							

III. SOZIALES UND FAMILIÄRES WOHLERGEHEN	nie	1	2	3	4	5	im-mer
1. Sind Sie imstande, Interesse am Wohlergehen anderer zu bewahren?							
2. Sind Sie imstande, Interesse an Familienmitgliedern zu bewahren?							
3. Sind Sie imstande, sich ohne Alkohol für soziale/familiäre Aktivitäten zu engagieren?							
4. Sind Sie imstande, bei Routineaufgaben im Haushalt zu helfen?							
5. Sind Sie imstande, bei Routineaufgaben in der Kindererziehung mitzuwirken?							
6. Sind Sie imstande, mit wichtigen anderen Personen zu kommunizieren?							
7. Sind Sie imstande, Probleme mit anderen zu lösen?							
8. Sind Sie imstande, Unterstützung bei Familie/FreundInnen zu suchen?							

IV. BERUF UND FINANZEN	nie	1	2	3	4	5	im-mer
1. Sind Sie in der Lage zu arbeiten?							
2. Sind Sie imstande, die Arbeitsleistung zu verbessern?							
3. Sind Sie imstande, ausgewogen mit dem Haushaltsgeld umzugehen?							
4. Sind Sie imstande, mit Zeit umzugehen, um Aufgaben zu erledigen?							
5. Sind Sie imstande, Können und Fähigkeiten einzusetzen, um sich zu bessern?							

V. SPIRITUELLES WOHLBEFINDEN	nie	1	2	3	4	5	im-mer
1. Haben Sie Interesse an Ihrer eigenen Zukunft?							
2. Haben Sie ein Gespür für friedliche Augenblicke?							
3. Haben Sie eine positive Einstellung zum Leben?							
4. Sind Sie imstande, Dankbarkeit zu empfinden und auszudrücken?							

Wählen Sie aus den oben genannten Bereichen bis zu vier Bereiche aus, bei denen eine kleine Verbesserung einen großen Unterschied machen wird.

1.	
2.	
3.	
4.	

Wie wird eine Verbesserung in diesen Bereichen zu einem Unterschied bei Ihrem Alkoholgebrauch führen?

BESSERUNGS-CHECKLISTE UND ARBEITSBLATT FÜR ALKOHOLKRANKE

Name: Geb.dat.:

Bitte beantworten Sie jede Frage, indem Sie ein Kreuz in der Spalte machen, die am ehesten zutrifft. Wenn eine Frage für Sie nicht zutrifft, vermerken Sie bitte „nicht zutreffend" in der Spalte, die mit „nie" überschrieben ist.

I. ALKOHOLGEBRAUCH	nie	1	2	3	4	5	im-mer
1. Sind Sie imstande, Ihren Alkoholverbrauch zu begrenzen und dieses Limit nicht zu überschreiten?							
2. Sind Sie imstande, Ihren Alkoholverbrauch konsequent zu verringern?							
3. Sind Sie imstande, Ihren Alkoholverbrauch für bestimmte Zeitabschnitte ganz zu unterlassen?							
4. Sind Sie imstande, Situationen zu vermeiden, in denen Sie Alkohol nehmen könnten?							

BESSERUNGS-CHECKLISTE UND ARBEITSBLATT FÜR DROGEN-USERINNEN

Name: Geb.dat.:

Bitte beantworten Sie jede Frage, indem Sie ein Kreuz in der Spalte machen, die am ehesten zutrifft. Wenn eine Frage für Sie nicht zutrifft, vermerken Sie bitte „nicht zutreffend" in der Spalte, die mit „nie" überschrieben ist.

I. DROGENGEBRAUCH	nie	1	2	3	4	5	im-mer
1. Sind Sie imstande, Situationen zu vermeiden, in denen Sie in Versuchung geraten könnten, wieder zu Drogen zu greifen?							
2. Akzeptieren Sie Ihren drogenfreien Lebensstil?							
3. Sind Sie imstande, sich ohne Drogen des Lebens zu erfreuen?							
4. Sind Sie imstande, Ihren Lebensstil zu erkennen, wo er mit Drogen zu tun hat?							
5. Ist es für Sie leicht, sich unter Leuten aufzuhalten, wo Drogen erhältlich ist, ohne sie zu nehmen?							
6. Sind Sie imstande, Situationen zu verlassen, in denen Drogen genommen werden, um Ihre Genesung zu schützen?							

II. EMOTIONALES, PSYCHOLOGISCHES UND KÖRPERLICHES WOHLBEFINDEN	nie	1	2	3	4	5	im-mer
1. Sind Sie imstande, für Ihre persönliche Hygiene zu sorgen?							
2. Sind Sie imstande, sich ohne Drogen zu entspannen?							
3. Sind Sie imstande, sich um gesundheitliche Probleme zu kümmern?							
4. Sind Sie imstande, vergangene Probleme aus einer positiven Perspektive zu betrachten?							
5. Sind Sie imstande, Ihre Gefühle angemessen zum Ausdruck zu bringen?							
6. Sind Sie imstande, sich und anderen Fehler einzugestehen?							
7. Sind Sie imstande, regelmäßigen Sport zu treiben?							
8. Sind Sie imstande, ohne Drogen mit Stress fertig zu werden?							
9. Sind Sie imstande, ein positives Selbstbild zu erfahren?							

III. SOZIALES UND FAMILIÄRES WOHLERGEHEN	nie	1	2	3	4	5	im-mer
1. Sind Sie imstande, Interesse am Wohlergehen anderer zu bewahren?							
2. Sind Sie imstande, Interesse an Familienmitgliedern zu bewahren?							
3. Sind Sie imstande, sich ohne Drogen für soziale/familiäre Aktivitäten zu engagieren?							
4. Sind Sie imstande, bei Routineaufgaben im Haushalt zu helfen?							
5. Sind Sie imstande, bei Routineaufgaben in der Kindererziehung mitzuwirken?							
6. Sind Sie imstande, mit wichtigen anderen Personen zu kommunizieren?							
7. Sind Sie imstande, Probleme mit anderen zu lösen?							
8. Sind Sie imstande, Unterstützung bei Familie/FreundInnen zu suchen?							

IV. BERUF UND FINANZEN	nie	1	2	3	4	5	im-mer
1. Sind Sie in der Lage zu arbeiten?							
2. Sind Sie imstande, die Arbeitsleistung zu verbessern?							
3. Sind Sie imstande, ausgewogen mit dem Haushaltsgeld umzugehen?							
4. Sind Sie imstande, mit Zeit umzugehen, um Aufgaben zu erledigen?							
5. Sind Sie imstande, Können und Fähigkeiten einzusetzen, um sich zu bessern?							

V. SPIRITUELLES WOHLBEFINDEN	nie	1	2	3	4	5	im-mer
1. Haben Sie Interesse an Ihrer eigenen Zukunft?							
2. Haben Sie ein Gespür für friedliche Augenblicke?							
3. Haben Sie eine positive Einstellung zum Leben?							
4. Sind Sie imstande, Dankbarkeit zu empfinden und auszudrücken?							

ARBEITSBLATT ZIEL

Wählen Sie aus den oben genannten Bereichen bis zu vier Bereiche aus, bei denen eine kleine Verbesserung einen großen Unterschied machen wird.

1.	
2.	
3.	
4.	

Wie wird eine Verbesserung in diesen Bereichen zu einem Unterschied bei Ihrem Drogengebrauch führen?

BESSERUNGS-CHECKLISTE UND ARBEITSBLATT FÜR DROGEN-USERINNEN

Name: Geb.dat.:

Bitte beantworten Sie jede Frage, indem Sie ein Kreuz in der Spalte machen, die am ehesten zutrifft. Wenn eine Frage für Sie nicht zutrifft, vermerken Sie bitte „nicht zutreffend" in der Spalte, die mit „nie" überschrieben ist.

I. DROGENGEBRAUCH	nie	1	2	3	4	5	im-mer
1. Sind Sie imstande, Ihren Drogenverbrauch zu begrenzen und dieses Limit nicht zu überschreiten?							
2. Sind Sie imstande, Ihren Drogenverbrauch konsequent zu verringern?							
3. Sind Sie imstande, Ihren Drogenverbrauch für bestimmte Zeitabschnitte ganz zu unterlassen?							
4. Sind Sie imstande, Situationen zu vermeiden, in den Sie Drogen nehmen könnten?							

BESTER FALL/SCHLIMMSTER FALL

ZIEL DER GRUPPE	In der Gruppe wird eine Diskrepanz entwickelt. Der schlimmste Fall als auch der beste Fall werden konstruiert. Im weiteren Verlauf wird überlegt, wo zwischen den beiden Polen eine nahe liegende Lösung liegen könnte und wie sie konkret aussieht. Zielorientierung und Motivation sind die Ziele der Gruppe.
VERLAUF DER GRUPPE	Zu Beginn der Gruppe werden zwei große unterschiedlich farbige Karten auf den Fußboden gelegt. Auf der einen Karten steht „Bester Fall" auf der anderen Karte „Schlimmster Fall". Die Patienten bekomme nun Karten in den gleichen Farben und sollen die Dinge auf die Karten schreiben, die für sie zum schlimmsten bzw. besten Fall gehören. Die Karten werden von den Patienten selber zugeordnet. Die Karten sollen groß beschrieben werden, je ein Punkt auf eine Karte. Übernehmen Sie nun die Aufgabe etwas Ordnung in das „Bild" zu bringen. Die Karten der einzelnen Patienten sollen nicht auseinandergerissen werden. In der folgenden Aussprache erörtern Sie die unterschiedlichen Punkte. Versuchen Sie den Fokus mehr auf das zu legen, was bestenfalls sein kann. Im zweiten Teil der Aussprache besprechen Sie mit jedem Patienten, was er als nächstes tun kann, um dem besten Fall etwas näher zu kommen. Denken Sie daran den Unterschied zu herauszuarbeiten. Ein Unterschied ist nur dann ein Unterschied, wenn er sich deutlich und nachvollziehbar unterscheidet. Patienten, die sich dem besten Fall nicht widmen können, weil es für sie z.B. zu unwahrscheinlich ist (Klagende Patienten), bringen Sie nicht unter rehabilitativen Druck. Vermeiden Sie den Widerstand, indem Sie sich der Frage widmen, wie es geschafft haben, dass der schlimmste Fall noch nicht eingetreten ist. Grundsätzlich können Sie diese Option für alle Patienten in Betracht ziehen.
MATERIAL	· große Karten mit der Beschriftung „Bester Fall"/„Schlimmster Fall" in zwei Farben · Karteikarten in gleichen Farben · Filzschreiber
RAUMGESTALTUNG	Zu Beginn ein Stuhlkreis.
DAUER	90 Min.

INTERNE UND OFFENE KAFFEERUNDE

ZIEL DER GRUPPE

Die Kaffeerunde ist eine milieutherapeutische Gruppe. Sie dient zur Gestaltung und Normalisierung von Beziehung. Tratsch, Klatsch und Unterhaltung sind wesentlicher Teil der Gruppe.

In der Gruppe am Freitag werden darüber hinaus die Wochenendaktivitäten besprochen und verbindlich vereinbart.

Die offene Kaffeerunde am Samstag steht auch ehemaligen Patienten zur Verfügung. Sie ist ein niedrigschwelliges Angebot und dient der Kontaktaufnahme bzw. Aufrechterhaltung. Ehemalige Patienten der Station können sich mitteilen, Kontakt mit Patienten aufnehmen, ggf. Vorbildfunktionen erfüllen, mit Rat aus eigenen Erfahrungen zur Seite stehen und/oder auch in einem anschließenden Gespräch Hilfe bei Mitarbeitern in eigener Sache suchen.

VERLAUF DER GRUPPE

Die Gruppe hat einen eher offenen Verlauf. Sie beginnt pünktlich, wird aber nicht ritualisiert eröffnet.
Das Ende ist offen, sollte aber nicht vor Ablauf einer halben Stunde schließen. Die Mitarbeiter sollten sich mindestens eine Stunde Zeit nehmen.

MATERIAL

Der notwendige Kuchen wird am Donnertag in der Ergotherapie gebacken.

RAUMGESTALTUNG

Die Gestaltung übernimmt die Patientengruppe.

DAUER

ca. 1 Stunde

MORGENRUNDE/GRUPPENVISITE

ZIEL DER GRUPPE

In der Morgenrunde finden sich alle Patienten und zu dieser Zeit diensthabende Kollegen der Station ein.
In der Gruppe werden die organisatorischen Fragen der Patienten besprochen und in der Regel verbindlich geklärt. Fragen, die nicht dort direkt einer verbindlichen Klärung zugeführt werden können, werden in der anschließenden Nachbesprechung unter den Mitarbeitern der Station besprochen und danach dem Patienten mitgeteilt.

Im zweiten Teil der Morgenrunde findet die Gruppenvisite statt. Die Patienten teilen ihr Befinden mit, können körperliche und psychische Beeinträchtigungen äußern, es werden therapeutische Schritte geklärt, ggf. ein Selbsthilfegruppenbesuch besprochen.
Alle Kollegen sind für den Patienten ansprechbar. Die Kollegen der Station bekommen die Gelegenheit, den Patienten zu beurteilen, den Eindruck des Patienten mit ihrem Eindruck abzugleichen, Fortschritte, Stagnation oder Verschlechterung zu registrieren, um diese für die weitere Planung der Behandlung zu nutzen.

VERLAUF DER GRUPPE

Ein Kollege der Station begrüßt die Patienten der Runde und eröffnet die Gruppe mit dem organisatorischen Teil. Es empfiehlt sich die wesentlichen Dinge zu protokollieren.
Zum organisatorischen Teil gehört auch, den Tagesverantwortlichen der Patientengruppe festzulegen (siehe Konzept).
Anschließend werden die Patienten nach ihrem Befinden befragt (der Reihe herum). Die Patienten haben die Möglichkeit jeden Kollegen anzusprechen, ärztliche/medizinische Probleme anzusprechen.
Im letzten Teil wird der weitere Verlauf des Tages geklärt.

RAUMGESTALTUNG

Den Gruppenraum richten die Patienten mit einem Stuhlkreis her.

DAUER

30 Min.

RÜCKFALLVERTRAG

Bei vielen Abhängigen kommt es zu einem Rückfall. Rückfälle beginnen sehr unterschiedlich. In den meisten Fällen sind es „Ausrutscher", die dann erst später zum alten Konsummuster führen. Nach einem solchen „Ausrutscher" entstehen Triumphgefühle („Ich kann doch kontrolliert trinken."), bei anderen machen sich Resignation und Schuldgefühle breit („Wieder habe ich es nicht geschafft."). Derartige Gefühle können einen schwer verlaufenden Rückfall begünstigen. Aus diesem Grund ist es sehr wichtig, schon frühzeitig etwas zu unternehmen, es nicht „laufen zu lassen".

Auch bei Ihnen kann es zu einem „Ausrutscher" kommen, selbst wenn Sie es zum jetzigen Zeitpunkt für sich ausschließen.

Mit diesem Vertrag schließe ich, ...

mit der Person meines Vertrauens, ...

für den Fall, dass es zu einem erneuten Alkoholkonsum kommt, unabhängig davon, wie viel und wie lange ich bereits getrunken habe, folgende Vereinbarung:

1. **Ich werden nach jeglichem Alkoholkonsum so rasch wie möglich die Situation bzw. die Umgebung, in der ich getrunken habe, verlassen.**
2. **Ich werde die oben genannte Person meines Vertrauens benachrichtigen oder aufsuchen, um mit ihr über meinen „Ausrutscher" zu sprechen.**
3. **Ich werde mir im Gespräch mit dieser Person Klarheit darüber verschaffen, welche Situation den „Ausrutscher" begünstigt haben könnte.**
4. **Ich werde mit der Person besprechen, welche Möglichkeiten ich habe, die Risiken zu meiden.**

Die Person meines Vertrauens verpflichtet sich, mich so rasch wie möglich wie folgt zu unterstützen:

1. **Sie hilft mir aus der Situation, in der ich rückfällig geworden bin, herauszukommen.**
2. **Sie kritisiert mich nicht, verurteilt mich nicht, verletzt mich nicht.**
3. **Sie hilft mir, die Situation, die zum „Ausrutscher" führte, besser zu verstehen.**
4. **Sie hilft mir, in der folgenden Zeit meine positiven Möglichkeiten auszuschöpfen, die dazu beitragen können, meine Stabilität zurückzugewinnen.**

Datum:

Ihre Unterschrift:

Unterschrift der Person Ihres Vertrauens:

In Anlehnung an Kruse, Körkel, Schmalz (2000, p 318)

Sich selbst helfen in Gruppen hat schon eine lange Tradition und stand einmal am Anfang einer Entwicklung, woraus sich später dann die unterschiedlichsten Therapieformen entwickelten.

Bei der Arbeit mit Suchtkranken sind Selbsthilfegruppen noch immer ein wichtiger Bestandteil auf dem Weg zu einer dauerhaften Abstinenz und für viele abhängige Menschen finden sich dort die ersten und einzigen Gesprächspartner. So sind zum Beispiel ca. 50 % der Menschen, die die Anonymen Alkoholiker aufsuchen, ohne weitere Therapie in Fachkliniken, Beratungsstellen u.s.w. trocken geworden.

Selbsthilfegruppen für Suchtkranke werden in der Regel von trockenen Alkoholikern geleitet, die sich zu diesem Thema auch weitergebildet haben. Trotz vieler Unterschiede ist allen Gruppen gemeinsam, das sich hier Männer und Frauen treffen, die alle das gleiche Problem haben und versuchen, über das Problem mit den anderen Gruppenteilnehmern zu sprechen. Der Einzelne erlebt, dass er mit seinem Problem, seinen Ängsten, seiner Suchtkarriere nicht alleine steht, sondern dass andere Menschen Ähnliches erlebt haben.

Über eigene Schwierigkeiten in einer Gruppe mit Gleichgesinnten sprechen zu können wirkt befreiend und kann für andere ein Impuls sein, die eigene Lebensgeschichte unter einem neuen Blickwinkel zu betrachten. Es ist die Chance für einen Neuanfang.

Obwohl Selbsthilfegruppen weit verbreitet sind und im Bereich Therapie einen wichtigen (oft auch den wichtigsten) Beitrag leisten, sind sie mit ihrer Arbeit wenig bekannt.

Anonyme Alkoholiker

Die Gemeinschaft der Anonymen Alkoholiker entstand 1938 in den USA, als sich der Börsenmakler Bill Wilson und der Chirurg Dr. Bob Smith, beide hoffnungslose Alkoholiker, erstmalig in Akron (Ohio) trafen und miteinander sprachen. Gemeinsam war ihnen der Alkohol und der Wunsch, trocken zu werden. Sie machten die Erfahrung, dass der Drang, Alkohol trinken zu müssen, für kurze Zeit unterbrochen wurde, wenn sie anderen Alkoholikern ihre Leidensgeschichte erzählten.

Ich heiße Helmut, ich bin Alkoholiker.
Mein Name ist Heinz, ich bin Alkoholiker.
Ich heiße Wilfried und bin Alkoholiker.

In den Gruppengesprächen, den sogenannten Meetings, merkt der Alkoholiker sehr schnell, dass AA keine Patentrezepte gegen das Saufen anzubieten hat, sondern nur eines vermitteln kann: Hilfe zur Selbsthilfe durch das gemeinsame Gespräch. Geistige Grundlagen des AA-Programms sind die sogenannten 12 Schritte, die dem Betroffenen helfen sollen, sein Alkoholproblem in den Griff zu bekommen. Die 12 Schritte umfassen im Wesentlichen vier Schwerpunkte:

1. Zugeben, dass man dem Alkohol gegenüber machtlos ist.

2. Das Bemühen um eine Verhaltensänderung.

3. Die Auseinandersetzung mit dem Begriff 'Höhere Macht', Auseinandersetzung mit der eigenen Spiritualität.

4. Die Bereitschaft, das AA-Programm anderen zu vermitteln.

Anonyme Alkoholiker

Von den Anonymen Alkoholikern gibt es mittlerweile über 50.000 Gruppen, die heute in 110 Ländern der westlichen Welt vertreten sind. So kann der Anonyme Alkoholiker selbst im entferntesten Urlaubsland, auf jedem Kontinent ein Meeting besuchen. Jedes Meeting, egal wo es stattfindet, beginnt immer mit dem Verlesen der Präambel:

"Anonyme Alkoholiker sind eine Gemeinschaft von Männern und Frauen, die miteinander ihre Erfahrungen, Kraft und Hoffnung teilen, um ihr gemeinsames Problem zu lösen und anderen zur Genesung vom Alkoholismus zu verhelfen. Die einzige Voraussetzung für die Zugehörigkeit ist der Wunsch, mit dem Trinken aufzuhören. Die Gemeinschaft kennt keine Mitgliedsbeiträge oder Gebühren. Sie erhält sich durch eigene Spenden. Die Gemeinschaft Anonyme Alkoholiker ist mit keiner Sekte, Konfession, Partei, Organisation oder Institution verbunden.

Sie will sich weder an öffentlichen Debatten beteiligen noch zu irgendwelchen Streitfragen Stellung nehmen. Unser Hauptzweck ist, nüchtern zu bleiben und anderen Alkoholikern zur Nüchternheit zu verhelfen."

Bei den AA's ist es üblich, dass jeder in einem Meeting so lange sprechen kann, wie er es für nötig hält. Niemand unterbricht ihn. Selbst wenn er eine Stunde lang aus seinem Leben, über seine Alkoholkrankheit erzählt. Jeder spricht nur über seine eigene Erfahrung, wie er mit seinem Problem fertig wird. Streitgespräche werden grundsätzlich nicht geführt.

Im Gegensatz zu anderen Selbsthilfegruppen können Angehörige nicht an den Meetings teilnehmen, sondern bilden selbst Gruppen, die sogenannten Al-Anon-Gruppen, in denen sie dann in ihren Meetings über ihre Probleme sprechen können.

Blaues Kreuz

Das Blaue Kreuz gehört zu einem internationalen Bund, der in über 30 Städten arbeitet und in Deutschland als selbständiger Fachverband dem Diakonischen Werk der EKD angeschlossen ist.

Gegründet wurde das BK 1877 in der Schweiz von dem Pfarrer Louis Rochat, der sich zum Ziel gesetzt hatte, gegen die sich immer weiter ausbreitende Trunksucht im eigenen Land zu kämpfen.

Trotz oder gerade wegen dieser christlichen Ursprünge und starken Betonung, dass die Mitglieder ihre Aufgabe darin sehen, Suchtgefährdeten und ihren Angehörigen auf der Grundlage des Evangeliums von Jesus Christus umfassend zu helfen, arbeitet das BK überkonfessionell und heißt jeden willkommen, der Hilfe sucht oder mitarbeiten will.

Das BK hält ein umfassendes Angebot bereit, das von Selbsthilfegruppen, Beratungsstellen, Fachkliniken, Männerwohnheimen, Wohngemeinschaften, Besinnungs-, Therapie- und Ferienaufenthalten im In- und Ausland bis hin zu einem eigenen Verlag, der spezielle Bücher, Zeitschriften, Rundfunk-Kassetten vertreibt, reicht.

Im Bereich Weiterbildung bietet das BK seinen Gruppenleitern und anderen Helfern eine Ausbildung zum Suchtkrankenhelfer an.

Die Guttempler	Die Guttempler gründeten sich 1852 in den USA mit dem Ziel, die Trunksucht zu bekämpfen und alle Mitglieder zu einem alkoholfreien Leben zu verpflichten.

Die Guttempler gründeten sich 1852 in den USA mit dem Ziel, die Trunksucht zu bekämpfen und alle Mitglieder zu einem alkoholfreien Leben zu verpflichten.
Willkommen waren nicht nur Alkoholkranke, sondern alle, die sich entschlossen hatten, alkoholfrei zu leben.
Die Guttempler sind Mitglieder im internationalen Orden der Guttempler, dem sogenannten Guttemplerorden, der für seine Mitglieder eine sehr klare Struktur entwickelt hat, die z.B. genau Aufnahme und Ausschluss von Mitgliedern regelt.
So kann jemand nur Guttempler werden, der ein Jahr alkoholfrei gelebt hat und an den Gruppentreffen etc. teilgenommen hat.
Bei Rückfall können Mitglieder wieder ausgeschlossen werden. Die Bezeichnung 'Orden' hat bei den Guttemplern nichts mit einem entsprechenden religiösen Orden zu tun, wenngleich die Entstehung vieler Selbsthilfegruppen auf einen christlichen Ursprung (Kranken zu helfen) zurückzuführen ist.
Neben einem breitgefächerten Patientenangebot, wie Gruppen, Vorträge, Freizeitaktivitäten, Wochenendveranstaltungen für Alkoholiker, Angehörige und abstinente Menschen, unterhält der Guttemplerorden Fachkliniken und Übergangswohnheime.

Kreuzbund e. V.

Der Kreuzbund als Fachverband des Deutschen Caritasverbandes ist eng mit der katholischen Kirche verbunden, versteht sich aber als 'Selbsthilfe- und Helfergemeinschaft für Suchtkranke', die bei Hilfesuchenden nicht nach der Konfession fragt. 1898 durch Kaplan Joseph Neumann gegründet, kämpfte der Kreuzbund gegen den sich im damaligen Deutschen Reich ausbreitenden Elendsalkoholismus und gründete 1901 in Essen die erste katholische Trinkerheilstätte, das sehr bekannte Kamillushaus.
Von der ursprünglichen Zielsetzung der fürsorgerischen Tätigkeit für Trinker und ihre Familien auf religiös-caritativer Grundlage entwickelte sich ein bundesweit umfassendes Gruppennetz von über 900 Gruppen, dass sich nicht nur um die Betroffenen (Alkoholiker und deren Familien) bemüht, sondern durch Öffentlichkeitsarbeit, Kontakte zu unterschiedlichen Institutionen u.s.w. versucht, auf gesellschaftliche Entwicklungen Einfluss zu nehmen, was dazu führen soll, den Genuss von Alkohol auf ein normales Maß zu reduzieren.
In diesem Zusammenhang engagiert sich der Kreuzbund auch für Menschen, die alkoholfrei leben wollen, um eine entsprechende gesellschaftliche Akzeptanz zu erreichen.
Neben wöchentlich stattfindenden Gruppengesprächen werden alkoholfreie Freizeiten, Familienfreizeiten, spezielle Angebote für Jugendliche u.s.w. veranstaltet.
Wie auch schon in der Gründerzeit, wird sehr viel Wert auf die Teilnahme betroffener Familienangehöriger und Partner gelegt.

Freundeskreis für Suchtkrankenhilfe	Freundeskreise, die seit ca. 40 Jahren bestehen, arbeiten als Selbsthilfegruppen und gehen auf eine Initiative ehemaliger Suchtpatienten zurück.

Sie hatten die Erfahrung gemacht, dass eine stationäre Therapie allein nicht ausreicht, sondern dass es darauf ankommt, das Gelernte in die Praxis umzusetzen, und zwar in einer Atmosphäre, die durch persönliche Beziehungen und Freundschaften geprägt ist.

Schon ganz früh war allen deutlich, dass Suchtkrankheit eine Familienkrankheit ist, und dass die Angehörigen in die Gespräche miteinbezogen werden müssen.

Weil im Anfang die Gruppen noch sehr klein waren, entwickelte sich eine sogenannte Wohnzimmeratmosphäre, die es dem Einzelnen besser ermöglichte, sich von der Gruppe aufgenommen zu fühlen.

Bedingt durch einen immer stärker werdenden Zulauf musste man dann allerdings diese 'Kleingruppenatmosphäre' aufgeben. Im Zuge dieser neuen Entwicklung trat man immer mehr aus der Stille heraus und wurde zum anerkannten Partner von Beratungsstellen, Fachkrankenhäusern u.s.w.

Trotz dieser insgesamten Vergrößerung der Gruppen und der Erweiterung der Aufgaben beruht das Schwergewicht der Arbeit auf der Nachsorge von stationär oder ambulant behandelten Patienten.

Im Unterschied zu den anderen Selbsthilfegruppen beschränken sich die Freundeskreise nach wie vor auf die Selbsthilfe ohne eigene Beratungsstellen, Fachkliniken, etc.

Von den Freundeskreisen fühlen sich insbesondere die Menschen angesprochen, die einer christlichen Ausrichtung oder Orientierung nicht folgen können oder wollen. |

Die 12 Schritte

1

Wir gaben zu, dass wir unseren Abhängigkeiten und Problemen gegenüber machtlos sind – und unser Leben nicht mehr meistern konnten.

2

Wir kamen zu dem Glauben, dass eine Macht, größer als wir selbst, uns unsere geistige Gesundheit wiedergeben kann.

3

Nie mehr allein! Du hast schon so viel ausprobiert. Mit Deiner Kraft bist du am Ende. Was nun? Alleine schaffst Du es erwiesenermaßen nicht mehr. Der Ausweg kommt von einer unerwarteten Seite in Sicht: Es gibt eine größere Kraft, als Du bisher je zu hoffen gewagt hast: Gott selbst!

4

Wir machten eine gründliche und furchtlose Inventur in unserem Inneren.

5

Wir gaben Gott, uns selbst und einem anderen Menschen gegenüber unverhüllt unsere Fehler zu.

6

Wir waren völlig bereit, all diese Charakterfehler von Gott beseitigen zu lassen.

7

Demütig baten wir ihn, unsere Mängel von uns zu nehmen.

8

Wir machten eine Liste aller Personen, denen wir Schaden zugefügt hatten, und wurden willig, ihn bei allen wieder gutzumachen.

9

Wir machten bei diesen Menschen alles wieder gut - wo immer es möglich war - es sei denn, wir hätten dadurch sie oder andere verletzt.

10

Wir setzten die Inventur bei uns fort, und wenn wir unrecht hatten, gaben wir es sofort zu.

11

Wir suchten durch Gebet und Besinnung die bewusste Verbindung zu Gott - soweit wir ihn verstanden - zu vertiefen. Wir baten ihn nur, uns seinen Willen erkennbar werden zu lassen und uns die Kraft zu geben, ihn auszuführen.

12

Nachdem wir durch diese Schritte ein geistliches Erwachen erlebt hatten, versuchten wir, diese Botschaft anderen weiterzugeben und unser tägliches Leben nach diesen Grundsätzen auszurichten.

Die Formulierung dieser 12 Schritte weicht in einigen Punkten von dem ursprünglichen Wortlaut von 1938 der AA-Bewegung ab. Der wesentliche Inhalt ist aber derselbe. An die Stelle von „Alkohol" in Schritt 1 ist ein breites Spektrum von „Abhängigkeiten und Problemen" getreten. Diese 12 Schritte bilden die Grundlage für einen Veränderungsprozess. Menschen, die diese Schritte gewagt haben, können vielen anderen Hoffnungsimpulse geben.

Aus: www.endlich-leben.net
Helge Seekamp und Gero Herrendorff

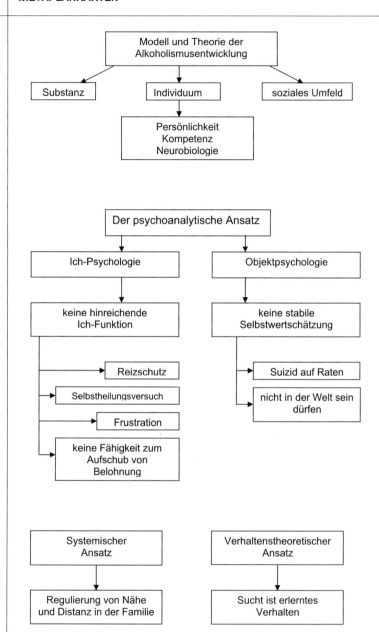

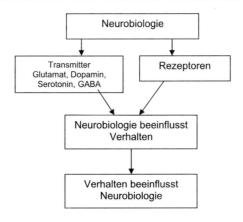

QUEB
Qualifizierte
Entzugsbehandlung

Zeichen der Abhängigkeit

· starker Wunsch oder eine Art Zwang Alkohol zu
konsumieren
· verminderte Kontrollfähigkeit hinsichtlich Beginn,
Beendigung und Menge des Alkoholkonsums
· körperliches Entzugssyndrom
· Toleranznachweis
· fortschreitende Vernachlässigung anderer Interessen
· anhaltender Konsum trotz eindeutig schädlicher Folgen
(sozial, psychisch, physisch)

QUEB
Qualifizierte
Entzugsbehandlung

Zeichen der Alkoholkrankheit

· Unruhe
· Zittern
· morgendliches Zittern
· Nervosität
· Schlafstörungen
· Kreislaufprobleme
· weitere gesundheitliche Beeinträchtigungen
· Probleme in Familie und Beruf
· Psychische Probleme
· Schulden
· Führerscheinverlust
· weniger Aktivitäten
· Unfallgefährdung

Entzugszeichen

Zeichen für: **Prädelir** **Delir tremens**

Tremor	illusionäre Verkennung
Nesteln	Denkstörungen
Suggestibel	Halluzinationen
Schwitzen	Fieber
Blutdrucksteigerung	
Pulserhöhung	
Schlaflosigkeit	
Nervosität	
Unruhe	
Erbrechen	
Durchfall	
Krampfanfall;	
oft schließt sich ein Delir an	

Körperliche Erkrankungen

· Leber
· Bauchspeicheldrüse
· Magen-Darm-Erkrankungen
· Nerven
· Haut
· Libido
· Herz
· psychische Erkrankungen
· erhöhtes Krebsrisiko

Medikamente in der Suchtbehandlung

- Timonil
- Distraneurin
- Diazepam
- Temgesic
- Subutex
- Polamidon
- Antabus
- Campral
- Neuroleptika (Truxal)

Therapeutische Maßnahmen

- Gruppenarbeit
- Einzelgespräche
- Information
- Sozialtherapeutische Maßnahmen
- Akupunktur
- Ergotherapie
- Arztgespräche
- Visite
- Krankengymnastik

QUEB
Qualifizierte
Entzugsbehandlung

Ziele der Entgiftung

- körperliche Entgiftung
- körperliche Wiederherstellung
- soziale Sicherung
- Zielformulierung
- Lösungswege diskutieren
- Information zum Hilfssystem

QUEB
Qualifizierte
Entzugsbehandlung

Ziele der nachfolgenden Therapie

- Aufrechterhaltung der Abstinenz
- soziale Sicherung bzw.
- soziale Wiedereingliederung
- langfristiger Kontakt zum Hilfssystem
- individuelle Wünsche und Ziele formulieren

QUEB
Qualifizierte
Entzugsbehandlung

Behandlungsverlauf

· Kontaktphase
· Entzugsphase
· Entwöhnungsphase
· Rehabilitationsphase

QUEB
Qualifizierte
Entzugsbehandlung

Ursachen der Abhängigkeit

· biologisches Modell
· lerntheoretisches Modell
· analytisches Modell
· soziologisches Modell

Mal ehrlich?
Wann sprechen Sie von Missbrauch?

Konsum:
· zu unpassender Gelegenheit
· bis zum Rausch
· bis zur Besserung einer gestörten seelischen Befindlichkeit
· langfristig
· übermäßig

Was ist ein Rausch?

· Veränderung der Stimmung (Hochstimmung bis
  Niedergeschlagenheit, Ärger, Aggression)
· Antrieb (lähmend bis steigend)
· soziales Verhalten (kontaktfreudig bis rücksichtslos)
· Denken (Verlangsamung, Denken in Kreisen, Kritikfähigkeit
  nimmt ab)
· Bewegung (schleppend, überschießende Armbewegung,
· gestörte Koordination, veränderte Sprache)
· Körperfunktion (erweiterte Blutgefäße, Pulsveränderung,
  Erbrechen, Störung der Körpertemperatur, manchmal
  unwillkürlicher Harn- und Stuhlabgang)

QUEB
Qualifizierte
Entzugsbehandlung

___

Zielhierarchie für die Behandlung von Alkoholmissbrauch und Alkoholabhängigkeit nach Körgel

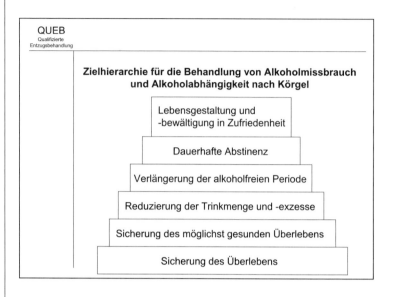

Lebensgestaltung und
-bewältigung in Zufriedenheit

Dauerhafte Abstinenz

Verlängerung der alkoholfreien Periode

Reduzierung der Trinkmenge und -exzesse

Sicherung des möglichst gesunden Überlebens

Sicherung des Überlebens

___

QUEB
Qualifizierte
Entzugsbehandlung

___

Zur Verträglichkeit von Alkohol

Der Konsum von geringen Mengen kann verträglich sein.
20 g bei der Frau, 40 g beim Mann täglich eingenommen führen zu gesundheitlichen und sozialen Störungen.
Die Britische Ärztevereinigung empfiehlt nicht mehr als 14 Standardgetränke = 112 g Alkohol pro Woche für Frauen und 21 Standardgetränke = 168 g Alkohol pro Woche für den Mann. Es sollten 2 Abstinenztage pro Woche eingelegt werden.

	Risikofaktor		
Frauen	gering	ansteigend	hoch
Männer	gering	ansteigend	hoch

2,8 l Bier	4,2 l Bier	7,0 l Bier	10 l Bier
1,4 l Wein	2,0 l Wein	3,5 l Wein	5,0 l Wein
0,7 l Sherry	1,05 l Sherry	1,75 l Sherry	2,5 l Sherry
0,55 l Likör	0,84 l Likör	1,4 l Likör	2,0 l Likör
0,33 l Schnaps	0,5 l Schnaps	0,85 l Schnaps	1,25 l Schnaps

132

QEUB
Qualifizierte
Entzugsbehandlung

Wie entstehen Rückfälle ?

· unangenehme Gefühle (Ängste, Depression, Schuldgefühle,
  Leere)
· soziale Bedingungen (Spannungen der Familie, Co-Abhängiges
  Verhalten)
· situative Faktoren (Trinkaufforderungen)
· Überforderung
· einschneidende Lebensereignisse (Tod, Trauung, Geburt)
· unzureichende Bewältigungsstrategien
· unerschütterlicher Glaube, kontrolliert trinken zu können,
  kein Alkoholiker zu sein
· eingeschliffene Trinkgewohnheiten
· kein Selbstwertgefühl
· unangenehmer körperlicher Zustand

QEUB
Qualifizierte
Entzugsbehandlung

Rückfallblocker

· soziale Bedingungen, die abstinentes Leben fördern

· regelmäßige Teilnahme an SHG

· Suchtpräventionsprogramme im Betrieb

Der erste Schluck/Druck endet dann in einen schweren Rückfall

Wenn der Abhängige glaubt:

· dass Willensschwäche oder Unfähigkeit zur Abstinenz der maßgebliche Grund für den ersten Schluck ist.
· überzeugt ist, dem weiteren Trinkverhalten ohnmächtig gegenüberzustehen, sich als Versager einstuft und von Schuld- und Schamgefühl geplagt ist.
· Rückfälle sind in der Regel in soziale Beziehungen eingebettet, die das Rückfallgeschehen begünstigen.

Wichtig für die "Behandlung"

· Der erste Schluck ist ein ernst zu nehmendes Verhalten und nicht zu verharmlosen - aber auch nicht zu dramatisieren.

· SHG werden nach einen Rückfall eher gemieden, obgleich sie gerade für das Wiedererlangen der Abstinenz äußerst wichtig sind.

· Wer nach einem Rückfall zur SHG geht, hat ein große Chance zu Abstinenz (56% mit SHG 30% ohne SHG).

Ein Rückfall kann einschlagen wie eine Bombe

- Ein Rückfall kann ein Startpunkt für eine positive Entwicklung sein.
- Der Rückfall kann helfen, die Verleugnung der Abhängigkeit abzubauen.
- Ein Rückfall kann auf Problembereiche aufmerksam machen, die bisher unberücksichtigt blieben.
- Der Rückfall kann der Schlüssel zu einer erfolgreichen "Wende" sein.

Ansatzpunkte für Fragen in der Gruppenarbeit:
Wie verhält sich die Gruppe, wenn jemand rückfällig wird?
Wie wirkt sich das Verhalten auf den/die Betroffene/n aus?
Was würde mir bei einem Rückfall helfen (Wünsche, Phantasien)?
Welche Ideen zur Verhaltenskorrektur hat die Gruppe?

Merke: Gelassenheit beim Umgang mit Rückfällen

denn:

- es gibt nicht EINEN Grund für den Rückfall
- Wechselwirkung untersuchen (Biographie, soziale, psychische Faktoren).
- Abstinenz bedeutet nicht nur die Erlösung von quälenden Krankheitssymptomen, sondern auch den schmerzhaften Verzicht auf eine Substanz, die eine wichtige Rolle bei der Regulierung von Gefühlen gespielt hat (Selbstheilungsversuch).
- Ein Rückfall ist selbst nach Therapie wahrscheinlicher als Abstinenz. 4 Jahre nach stationärer Therapie hat mehr als die Hälfte wieder Alkohol konsumiert (1½ Jahre nach Therapie sind 53% der Frauen rückfällig, 51% der Männer sind 4 Jahre nach Therapie rückfällig).
- Erst übermäßige Erwartungen lassen "Rückfällige" als krasse Versager erscheinen.

Erst bei sich langsam entwickelnder Abstinenzbereitschaft stellt sich Abstinenz als ein realistisches Ziel ein. Für viele Abhängige ist Abstinenz ein unrealistisches Ziel. Es ist durchaus erfolgversprechend, durch viele, immer neue Entgiftungen möglichst viele suchtfreie Zeiten zu erreichen. Viele chronische Abhängige können sich ein trockenes Leben gar nicht mehr vorstellen.

Rückfalltypen

schwerer Rückfall   →   Trinken wie in alten Zeiten

episodischer,   →   es bleibt beim Anfangsstadium,
kurzzeitiger Rückfall   das erste Glas führt nicht zu
                           unbändigem Verlangen

Es gibt freilich fließende Übergänge!

Bei der Mehrzahl der Abhängigen ist ein Schwanken zwischen
Abstinenz, schweren Rückfällen und/oder mäßigem Trinken die
Regel.
Mit der Zeit wird ein Teil der Nassen wieder abstinent und
ein Teil der Abstinenten werden wieder nass.

136

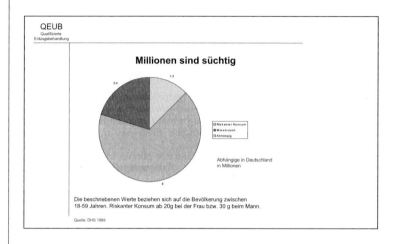

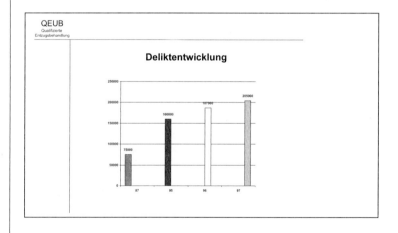

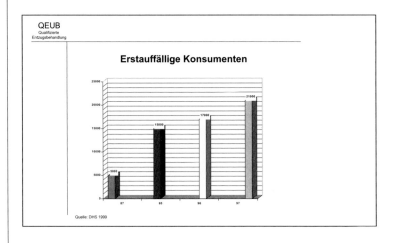

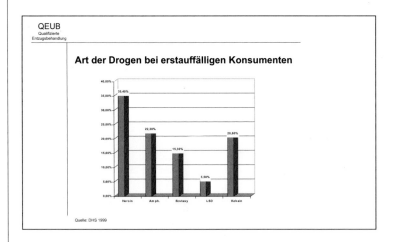

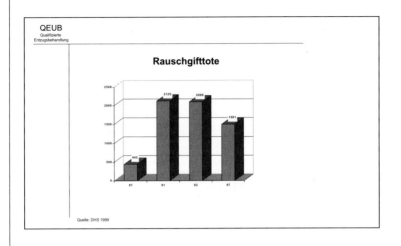

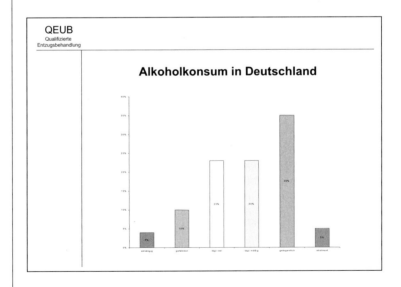

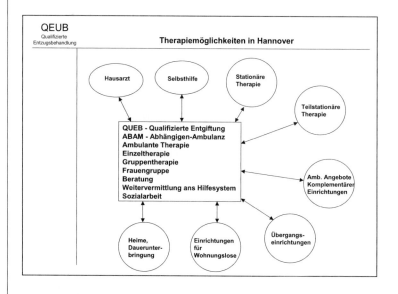

FRAGEBOGEN ZUR QUALITÄTSSICHERUNG

Sehr geehrte Patientin, sehr geehrter Patient,

wir möchten zum Abschluss Ihrer Behandlung noch einige Minuten Ihrer Zeit in Anspruch nehmen und Sie bitten, den nachfolgenden Fragebogen auszufüllen.
Der Fragebogen dient der fortlaufenden Beurteilung unserer Arbeit. Wir wollen sicherstellen, dass die Qualität unserer Arbeit regelmäßig überprüft wird und Ideen und Anregungen von Ihnen in die Entwicklung unseres Konzeptes mitnehmen.
Auf einige Qualitätsmerkmale haben wir nur indirekten Einfluss, sie dienen aber als Argumentationslinie in den übergeordneten Qualitätszirkeln.
Der Fragebogen ist anonym. Um die Anonymität zu gewährleisten, bitten wir Sie, den Fragebogen in den dafür vorgesehenen Briefkasten auf der Station zu hinterlegen.
Der Briefkasten wird einmal monatlich, zum 1. eines jeden Monats, von der Leitung geleert und ausgewertet.

Herzlichen Dank für Ihre Unterstützung!
Ihr QUEB Team

	sehr gut	gut	nicht so gut	schlecht
Wie war die Unterbringung im Zimmer?				
Wie empfanden Sie die Atmosphäre auf der Station?				
Wie fanden Sie das Essen?				
Wie fanden Sie den Gesamtservice in der Klinik (Einkaufen, Cafeteria, Gastronomie, Seelsorge usw.)?				
Wie waren Sie mit den hygienischen Bedingungen zufrieden?				
Wie fanden Sie die Stationsregeln?				

	sehr gut	gut	nicht so gut	schlecht
Wie war die Versorgung durch die Krankenpflege?				
Wie war die ärztliche Versorgung auf der Station?				
Wie war die ärztliche Versorgung darüber hinaus (Chirurgen, Internisten, Hautarzt)? ☐ nicht benötigt				
Wie war die Behandlung durch die ergänzenden medizinischen Einrichtungen (EEG, EKG, Sonographie, Röntgen usw.?) ☐ nicht benötigt				
Wie war die sozialarbeiterische Betreuung? ☐ nicht benötigt				

	sehr gut	gut	nicht so gut	schlecht
Wie fanden Sie die Ergotherapie? ☐ nicht benötigt				
Wie fanden Sie die Backgruppe? ☐ nicht benötigt				
Wie war die Information durch die Gruppen? ☐ nicht benötigt				
Wie war die Beratung durch die Einzelgespräche? ☐ nicht benötigt				
Wie war die Information durch die ärztlichen Mitarbeiter? ☐ nicht benötigt				

	voll	teilweise	weniger	gar nicht
Konnten Sie Ihre gesetzten Ziele erreichen?				
Hatten Sie genügend Möglichkeiten zu Einzelgesprächen?				
Fühlten Sie sich gut beraten?				
War das therapeutische Angebot ausreichend?				

	sehr gut	gut	nicht so gut	schlecht
Gesamturteil				

	weiblich	männlich
Sie sind...		

	Ihr Alter...
unter 18	
18 - 20	
21 - 30	
31 - 40	
41 - 55	
über 55	

	Ihre Abhängigkeit...
Alkohol	
Medikamente	
Drogen	
Mehrfach-Abhängig (Drogen und Alkohol/Medikamente)	

	Sie kamen zu uns...
über die Abhängigenambulanz	
nach telefonischer Absprache	
über die Notaufnahme	
sonstiges	

Haben Sie Anregungen für uns, von denen Sie glauben, dass sie die Behandlung auf der Station verbessern würden?

_____

_____

_____

_____

_____

_____

_____

_____

_____

_____

_____

_____

_____

_____

_____

_____

_____

EINZELGESPRÄCHSPROTOKOLL

Name des Patienten:

Problembeschreibung/Ressourcenbeschreibung:

Absichten/Ziele:

Beratungsinhalt:

Weitere Inhalte der Beratung/Information zur weiteren Therapie:

Beratung zur:

vollstationären Therapie ☐

ambulante Therapie ☐

teilstationäre Therapie ☐

Beratungsstelle ☐

ABAM Gruppen ☐

Frauengruppe ☐

Übergangseinrichtung ☐

Psychotherapie ☐

Vorsorgegruppe ☐

SHG ☐

Material ausgehändigt: ja ☐

nein ☐

Bemerkungen:

Datum: Therapeut:

Verlaufseinschätzung bei Alkohol- und Drogenkrankheit

Bitte geben Sie für jeden der folgenden Bereiche Ihren klinischen Eindruck an.

Hat der Patient ein Ziel?

ja ☐

nein ☐

Was möchte Ihr Patient in der Therapie erreichen?

mit dem Trinken/Drogen aufhören ☐

das Trinken/die Drogeneinnahme verringern ☐

bestimmte Drogen meiden ☐

den Schaden vermindern, den der augenblickliche Gebrauch von Alkohol/Drogen nach sich zieht ☐

sonstiges/weitere Ziele ☐

Stellt das Ziel des Patienten ein durchführbares Ziel für die Therapie dar?

ja ☐

ja, mit Modifikation ☐

nein ☐

Art der Behandlungsphase

Erhaltungsphase ☐

Handlungsebene ☐

Vorbereitungsphase ☐

Absichtserklärung ☐

Absichtslos ☐

Verfügt der Patient über Ressourcen, die genutzt werden können, um das Ziel der Behandlung zu erreichen? (Beachten Sie Zeit, Energie, Geld, Motivation, Leute, Fähigkeiten)

viele ☐

einige ☐

wenige ☐

keine ☐

Ist der Patient bereit, die notwendigen Änderungen zu vollziehen, um das Ziel der Therapie zu erreichen?

ist sofort bereit ☐

ansatzweise bereit ☐

wird bald bereit sein ☐

noch nicht bereit ☐

nie bereit ☐

Gibt es bisher versuchte Lösungen (einschließlich frühere Behandlung), von denen der Patient glaubt, dass sie für das gegenwärtige Therapieziel verwendet werden können?

ja ☐

ansatzweise ☐

nein ☐

Hat der Patient den bisherigen Erfolg als ein Resultat dieser früher versuchten Lösung erlebt?

ja ☐

ansatzweise ☐

nein ☐

Gibt es begleitende krankhafte Schwierigkeiten?

keine ☐

einige ☐

mittlere ☐

schwere ☐

Bemerkungen:

Datum: Therapeut:

ZENTRALKARTEN

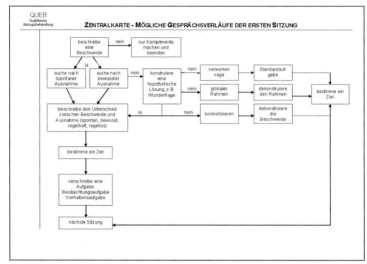

de Shazer, 1999, p 103   Grafik 13 a

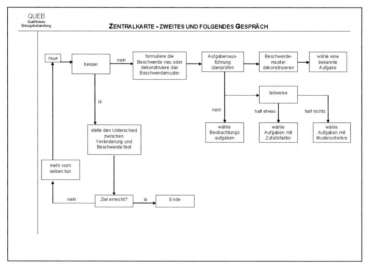

de Shazer, 1999, p 103   Grafik 13 b

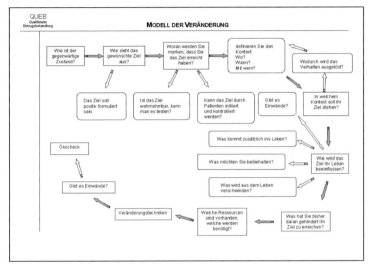

Grochowiak, 1996, p 9

Grafik 13 c

11. LITERATURVERZEICHNIS

Berg, Insoo Kim, Reuss, Norman H., 1999, Lösungen - Schritt für Schritt, verlag modernes lernen

Berg, Insoo Kim, Miller, Scott D.,1995, Kurzzeittherapie bei Alkoholproblemen, Auer Verlag

De Shazer, Steve, 1998, Das Spiel mit dem Unterschied, Auer Verlag

De Shazer, Steve, 1999, Der Dreh, Auer Verlag

Gastpar, M. T., Kasper, S., Linden, M., 1996, Psychiatrie, Walter de Gruyter

Grochowiak, Klaus, 1996, Das NLP-Practitioner Handbuch, Junfermann Verlag

Haley, Jay, Auflage 1999, Die Psychotherapie Milton H. Ericksons, Pfeiffer bei Klett-Cotta

Jacobs, M. R., 1988, Beratung Alkoholabhängiger, Hippokratesverlag

Körkel, J., Schindler, C., 1996, Der „Kurzfragebogen zur Abstinenzzuversicht" (KAZ-35) - Ein Instrument zur Erfassung der abstinenzorientierten Kompetenzzuversicht Alkoholabhängiger, Sucht 42, S. 156-166

Kruse, Körkel und Schmalz, 2000, Alkoholabhängigkeit erkennen und behandeln, Psychiatrie-Verlag

Kuhlmann, T., Summa-Lehmann, P., Reymann, G., Teodor Marcea, J. Suchttherapie 2001; 2 93-97; Gerorg Thieme Verlag Stuttgart

Miller, W. R., Rollnick, S., 1999, Motivierende Gesprächsführung, Lambertus

Molnar, Alex und Linquist, Barbara, 1990, Verhaltensprobleme in der Schule, Borgmann Verlag

Nebel, Georg, Woltmann-Zingsheim, Bernd (Hrsg.), Werkbuch für das Arbeiten mit Gruppen, ibs Aachen

O'Connor, Joseph und Seymour, John,1995, Neurolinguistisches Programmieren: Gelungene Kommunikation und persönliche Entfaltung, VAK Verlag

Petry, J. ,1996, Alkoholismustherapie, 3. Auflage, Belz Psychologie Verlags Union Weinheim

Rost, Wolf-Detlef, 1999, Psychoanalyse des Alkoholismus, Klett-Cotta

Schmidt-Tanger, Martina und Kreische, Jörn, 1994, NLP-Modell Fluff & Facts, VAK Verlag

Schwoon, Dirk R., Krausz, Michael, 1990, Suchtkranke, Enke

Sonntag, Dilek, Künzel, Jutta, Dezember 2000, Sucht, Zeitschrift für Wissenschaft und Praxis , 46. Jahrgang, Sonderheft 2.

Küfner, Heinrich, November 2000, 171-230, Suchtmedizin für Forschung und Praxis, Heft 4

Weiss, Thomas, Haertel-Weiss, Gabriele, 2000, Familientherapie ohne Familie, Piper Verlag

Yalom, I. D., München 1974, Theorie und Praxis in der Gruppentherapie

J. Lindenmeyer

Der springende Punkt
Stationäre Kurzinterventionen bei Alkoholmissbrauch

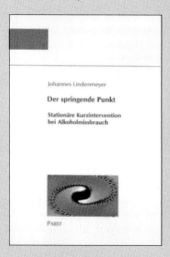

202 Seiten
ISBN 3-935357-39-7
Preis: 20,- Euro

Über die Gruppe der Alkoholabhängigen hinaus gibt es zwei- bis dreimal so viele Personen mit Alkoholproblemen, bei denen die Kriterien für eine Abhängigkeit (noch) nicht erfüllt sind.

Ziel dieses Therapiemanuals ist es, Betroffene zur Veränderung ihres Alkoholkonsums zu motivieren bzw. zu befähigen. Dabei wird weder völlige Alkoholabstinenz noch eine bestimmte Trinkmenge als Therapieziel vorgeschrieben. Nach dem Prinzip der Punktabstinenz wird vielmehr gemeinsam mit dem Betroffenen festgelegt, in welchen Situationen er künftig auf Alkohol verzichten oder weiterhin Alkohol trinken will.

Das Manual ist sowohl für die Einzeltherapie als auch zur Durchführung in geschlossenen wie offenen Gruppen geeignet. Es enthält alle notwendigen diagnostischen Instrumente, Therapiematerialien und Unterlagen zur Qualitätssicherung. Die Beschreibung der einzelnen therapeutischen Interventionen ist so detailliert, dass sie auch der ungeübte Anwender als unmittelbare Handlungsanleitung in den Therapiesitzungen verwenden kann.

PABST SCIENCE PUBLISHERS
Eichengrund 28, D-49525 Lengerich, Tel. ++ 49 (0) 5484-308,
Fax ++ 49 (0) 5484-550, E-mail: pabst.publishers@t-online.de
Internet: http://www.pabst-publishers.de

G. Bühringer (Hrsg.)
Strategien und Projekte zur Reduktion alkoholbedingter Störungen

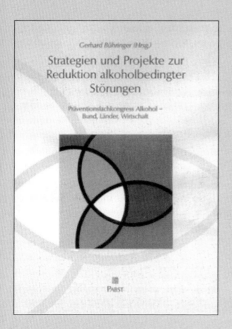

296 Seiten, ISBN 3-936142-73-4
Preis: 25,- Euro

Der Band enthält wissenschaftliche, gesundheits- und verbandspolitische Beiträge anlässlich einer Tagung zur Prävention alkoholbezogener Störungen. Die Veranstalter Bund, Bundesländer und Alkoholwirtschaft haben zum einen ihre zum Teil kontroversen Standpunkte zu Präventionskonzepten und konkreten Strategien dargelegt. Zum anderen wurden mögliche Themenbereiche für gemeinsame Aktivitäten diskutiert. Insgesamt geben die Texte einen Überblick über alkoholbezogene Störungen sowie über das Spektrum möglicher Präventionsstrategien und stellen damit eine wichtige Informationsgrundlage für die Entwicklung einer modernen Alkoholpolitik in Deutschland dar.

Mit Beiträgen von:
S. Ahlström, F. Apfel, R. Augustin, M. Bickel,

M. Caspers-Merk, J. Coussins, E. Dederichs, M. Hanke, U. Hapke, K. Heppekausen, U. John, U. Keil, G. Marsen-Storz, C. Meyer, S. Michel, V. Nickel, K. Paaso, J. Rehm, B. Reuter, H.-J. Rumpf, E. Single, H. Spode, S. van Ginneken, H. B. Wagner, K. Welsch, N. Worm

PABST SCIENCE PUBLISHERS
Eichengrund 28, D-49525 Lengerich, Tel. ++ 49 (0) 5484-308,
Fax ++ 49 (0) 5484-550, E-mail: pabst.publishers@t-online.de
Internet: http://www.pabst-publishers.de

G. *Richter, H. Rommelspacher, C. Spies (Hrsg.)*
"Alkohol, Nikotin, Kokain ... und kein Ende?"
Suchtforschung, Suchtmedizin und Suchttherapie am
Beginn des neuen Jahrzehnts

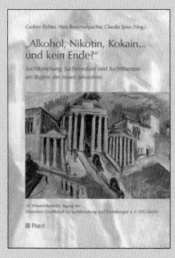

624 Seiten, ISBN 3-936142-52-1
Preis: 30,- Euro

In Deutschland sind die Drogen-Todesfälle Anfang der 90er Jahre leicht zurückgegangen, seit 1997 nehmen sie jedoch wieder zu.

Die Suchtprobleme ändern sich ständig und die diagnostischen wie therapeutischen Ansätze mit Ihnen.

220 Experten berichteten während der 14. Wissenschaftlichen Tagung Sucht über neue Erfahrungen und Befunde. Der Band versammelt die Einzelbeiträge in komprimierter Form und bietet damit einen repräsentativen Überblick über den aktuellen Wissensstand nützlich für Praktiker(innen) und Wissenschaftler(innen). Dank eines feingegliederten Inhaltsverzeichnisses läßt sich das Buch gleichzeitig als aktuelles Nachschlagewerk zur Suchttherapie nutzen.

PABST SCIENCE PUBLISHERS
Eichengrund 28, D-49525 Lengerich, Tel. ++ 49 (0) 5484-308,
Fax ++ 49 (0) 5484-550, E-mail: pabst.publishers@t-online.de
Internet: http://www.pabst-publishers.de